*Wilhelm Weygandt*

# Beitrag zur Lehre von den psychischen Epidemien

unikum

Wilhelm Weygandt

**Beitrag zur Lehre von den psychischen Epidemien**

---

ISBN/EAN: 9783845742618
Erscheinungsjahr: 2012
Erscheinungsort: Bremen, Deutschland



www.unikum-verlag.de | office@unikum-verlag.de

*Wilhelm Weygandt*

# Beitrag zur Lehre von den psychischen Epidemien

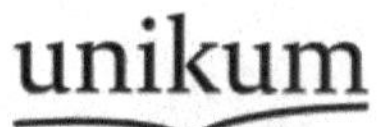

# Beitrag

zur

# Lehre von den psychischen Epidemien.

---

Von

**W. Weygandt.**

---

Halle a. S.
Verlag von Carl Marhold.
1905.

Als sich in dem grossen Streit der Psychiker und Somatiker, der die 1. Hälfte des vorigen Jahrhunderts ausfüllt, den letzteren endgiltig der Sieg zugeneigt hatte, herrschte doch noch geraume Zeit hindurch eine Lehre, die dem Inventar der Psychiker entnommen war: die ätiologische Anschauung von den psychischen Ursachen der Geisteskrankheiten. Wohl haben schon Psychiker, wie Ideler und Heinroth, genaues Individualisieren des einzelnen Falles und sorgfältige Berücksichtigung aller Momente bei der Begründung der Ursachen verlangt, aber ihre ganze Denkrichtung drängte sie immer dazu, die Äusserungen der Geisteskrankheit in ursächliche Beziehung zu setzen zu den Leidenschaften und Neigungen des Menschen in seinen gesunden Tagen.

Heinroth in seinem „Anhang kritischer und erläuternder Zusätze“ zur Übersetzung Esquirol's*) polemisiert heftig gegen Esquirol's ätiologische Anschauungen, hält das Fieber für eine häufige Folge, aber nicht Ursache von Gemütsbewegungen, mahnt, selbst bei Kopfverletzungen nicht das Seelenleben in ätiologischer Hinsicht zu vergessen, und glaubt sogar, dass der Alkoholismus am besten den bloss scheinbar physischen, in Wahrheit aber moralischen Ursprung aller Formen von Geistesstörungen erkennen lasse.

Ideler**) drückte sich folgendermaßen aus: „Es ist die Aufgabe der genetischen Deutung des Wahnsinns, die früheren Entwicklungszustände des Seelenlebens in ihrem organischen

*) Allgemeine und spezielle Therapie der Seelenstörungen, bearbeitet von Hille. Leipzig 1827.

**) Biographieen Geisteskranker in ihrer psychologischen Entwicklung dargestellt. Berlin 1841.

Zusammenhange aufzufassen, um zu zeigen, wie eine ihm erteilte falsche Richtung notwendig immer entschiedener hervortreten musste, wie die irre geleitete Seele sich mit allen Kräften selbsttätig in ein Missverhältnis zur ganzen Welt hineinarbeitet, so dass der Wahnsinn nur als das letzte unvermeidliche Ergebnis des ganzen bisherigen Lebensganges erscheint."

Mit derartigen Anschauungen war schon zum Teil aufgeräumt, als der grosse Griesinger*) die neue Grundlage für eine klinische Psychiatrie schuf. Er deckt die vielfältigen falschen ätiologischen Annahmen auf und bringt schon die Beispiele dafür, dass z. B. Onanie, missglückte Spekulation, spontane Trunksucht usw. oft genug die Folge einer schon vorhandenen Geistesstörung, nicht aber deren Ursache sind. Jedoch auch Griesinger kommt schliesslich noch zu dem Resultat, dass die psychischen Ursachen dominieren, indem er im wesentlichen sich auf den Gesamteindruck vieler Beobachtungen stützt, doch in der Meinung, dass genaue Zählungen und tieferes Eindringen in die Fälle diesen Eindruck noch verstärken würden. „Die psychischen Ursachen", sagt er, „halten wir für die häufigsten und ergiebigsten Quellen des Irreseins, sowohl was die Vorbereitung als namentlich und hauptsächlich die unmittelbare Erregung der Krankheit betrifft." Hare und Guislain hatten 66%, Parchappe 67% aller Irrsinnsfälle auf psychische Ursachen zurückführen wollen.

Seitdem ist die Skepsis gegenüber den psychischen Ursachen immer mehr gewachsen, vor allem durch eine klarere Einsicht in die weitgehende Bedeutung der Heredität, sowie der Infektion und der Stoffwechselstörungen. Unter den neueren Lehrbüchern ist nur noch das von Kirchhoff**) zu nennen, das die psychischen Ursachen zu den häufigsten und ergiebigsten Quellen des Irreseins rechnet. Die meisten Autoren weisen den psychischen Einflüssen in der Ursachenlehre einen sehr bescheidenen Platz an; oft genug ist auch in Fällen, wo eine psychische Veranlassung noch so plausibel erscheint, die Äusserung eines Irrenarztes zu hören, dass hier die Krankheit

*) Pathologie und Therapie der psychischen Krankheiten, für Ärzte und Studierende, I. Aufl. Stuttgart 1845; II. Aufl. 1867, Seite 133, 169.

**) Grundriss der Psychiatrie, S. 33, Leipzig-Wien 1899.

auch ohne jenen Anlass gerade so gut zum Ausbruch gekommen wäre.

Doch nach einer Richtung hin hat sich auch heute noch die Anschauung aufrecht erhalten, dass psychische Einflüsse die ausschlaggebende Rolle spielen: in den Fällen einer psychischen Infektion. Es sind in den letzten Jahren mehrfach wieder Fälle von induziertem Irresein, von einer Übertragung bei nahe zusammenlebenden Personen, beschrieben worden, ohne dass die Debatte über die Deutung dieser Fälle zur Ruhe gekommen wäre. Seltener beobachtet werden die Fälle psychischer Masseninfektion, sogenannte „psychische Epidemieen", die gerade der pathogenetischen Auffassung die allergrössten Schwierigkeiten entgegenstellen.

Angesichts dieser Sachlage sind die folgenden Erörterungen vielleicht nicht ohne Wert, die ich an die Schilderungen von zwei Beobachtungen aus dem Bereich der Würzburger psychiatrischen Universitätsklinik anschliesse.

Obwohl es bei der Beurteilung der beiden Beobachtungen auf die Gesamtheit der Erscheinungen ankommt, will ich sie zunächst in Form der Krankengeschichte der jeweiligen Hauptpersonen schildern, der Objektivität halber unter wörtlicher Beibehaltung der eingestreuten Notizen der Tagespresse, die gerade den weiterreichenden Einfluss der psychischen Epidemie zu jener Zeit besonders anschaulich hervortreten lassen.

## I. Fall.

Jessberger, Johann Adam, Geburtstag: 28. November 1835, Heimat: Trennfeld, Stand: Bauer, verh., kath. Aufgenommen: 16. März 1894. Gestorben: 10. April 1894.

Der Fall ist verknüpft mit einer Wundergeschichte, die sich in den letzten Jahren in Trennfeld abgespielt hat. Bei dieser war Jessberger die Hauptperson (s. die nachstehenden Berichte!). Er wird in stark erregtem Zustand in die Klinik gebracht und die Tatsache, dass er tobsüchtig geworden und dann auch in der Klinik gestorben ist, hat vor allem auch den Bewohnern Trennfelds einen Schrecken eingejagt und den Wunderglauben in sehr wirksamer Weise erstickt. Die Berichte der Begleiter lauteten anfänglich, unter dem Eindruck des Schreckens über die schlimmen Wirkungen der Wundergeschichte, auf Jessberger so, dass man hätte annehmen müssen, Jessberger sei früher ein ganz normaler Mensch gewesen und nur durch die Begeisterung für „das Wunder von Trennfeld" verrückt geworden. Auch nachstehendes ärztliches Zeugnis könnte diese Auffassung bestätigen:

„Jessberger wurde vor einigen Tagen geisteskrank. In seiner Verwandtschaft sind, soviel sich eruieren liess, bisher keine psychischen Erkrankungen vorgekommen und hat derselbe selbst auch keine Erkrankung durchgemacht oder eine Kopfverletzung erlitten, welche eine Disposition zu Geistesstörung hinterlassen hätte. Derselbe ist von schwächlichem Körperbau, im übrigen körperlich gesund; er war bisher sehr sparsam, arbeitsam und friedfertig gewesen, es bestand jedoch bei demselben Neigung zu religiösen Schwärmereien. Letzterer Umstand hat auch im Zusammenhang mit der vor ca. 2 Jahren auf der Markung Trennfeld angeblich vorgekommenen Muttergotteserscheinung den Anlass zum Ausbruch seiner Geistesstörung gegeben, welche ich als Mania religiosa bezeichne. Am 9. März 1894 wurde derselbe aufgeregt, lief in die Nachbarhäuser mit der Äusserung: die Muttergottes ist da. Er richtete ein Zimmer in seiner Wohnung als Betzimmer mit Bildern und ähnlichem ein, hatte Sinnestäuschungen religiösen Inhalts, welche seine Handlungen beeinflussten. Bei den Bäckern bestellte er Brot, bei den Metzgern Fleisch für die Armen und Kinder auf seine Rechnung. Während des Festgottesdienstes am Prinzregententage, 12. März 1894, sang oder schrie er vielmehr mit alles übertönender Stimme, breitete die Arme aus, umarmte und küsste seinen Bruder. Von Hause suchte er sich zu entfernen, so dass seine Angehörigen die Türe verschlossen. Als ich ihn sah, war er aufgeregt, er lief beständig in seinem Zimmer auf und ab: „ich weiss schon, dass Sie hierher geschickt wurden, um mich zu beobachten, aber der Melberles-Klein (sein Spitzname) ist noch kein Narr, er wird es erst, der da oben weiss es" u. dergl. Schlaf hat derselbe angeblich in den letzten Nächten wenig gehabt. Als ich ihm vorschlug, ein Beruhigungsmittel zu nehmen, verweigerte er es, ich könne ihm nicht helfen, nur der da droben. — Da der Krankheitszustand des p. Jessberger sich für eine Behandlung ausserhalb einer

Anstalt nicht eignet, so beabsichtigen dessen Angehörigen, denselben einer Anstalt zu übergeben, und wollen, da der Heimatsort Trennfeld stiftungsberechtigt ist, die Aufnahme desselben in die Irrenklinik des Juliusspitals zu Würzburg betätigen, zu welchem Zweck ich vorstehendes Zeugnis über den Geisteszustand des p. Jessberger ausgestellt habe."

Das Negative, was dieses Zeugnis über erbliche Anlage äussert, ist dahin zu korrigieren:

1. dass der einzige lebende 18jährige Sohn Jessberger's gleichfalls schwachsinnig ist,

2. dass der Epileptiker Roman Jessberger der Sohn des Bruders von Adam Jessberger ist,

3. dass, bei eingehendem Ausfragen des Bürgermeisters Martin von Trennfeld, dieser schliesslich sagt: der Vater Jessberger's sei auch ein ziemlich unbrauchbarer Mensch gewesen, der nie viel gearbeitet und immer aufgeregte Reden geführt habe.

4. Sagt derselbe Berichterstatter: auch eine in Rettersheim verheiratete Schwester Jessberger's sei nicht richtig im Kopfe.

Wie weit diese Angaben begründet sind, muss dahingestellt bleiben.

Weil die Annahme: ein von Haus aus ganz normaler Mensch sei auf diesem Wege zu einem Objekt der Psychiatrie geworden, sehr unwahrscheinlich erscheinen musste, so wurde an die Gemeinde Trennfeld geschrieben um einen näheren Bericht über das ganze Vorleben. Darauf lief nachstehender Bericht des Lehrers von Trennfeld ein:

„Am 1. Mai 1841 — also im 6. Lebensjahre wurde er als Schüler der Volksschule dahier aufgenommen, scheint aber den Anforderungen der Lehrordnung damaliger Zeit nicht entsprochen zu haben, denn in dem von dem verstorbenen Lehrer Christiani geführten Zensurbuch ist im 1. Schuljahr gar keine Note des Fortganges eingetragen, aber beigesetzt: für dieses Jahr noch unfähig im Unterricht. In den darauf folgenden Schuljahren hat Jessberger sowohl bezüglich der Geistesanlagen als des Fortganges in den einzelnen Lehrgegenständen die Note 5, die letzte von den zu jener Zeit üblichen Noten, die

— nach dem beigesetzten Maßstabe — „gering oder schwach“ bedeutet. Auch im sittlichen Betragen hat Jessberger die Note 3, d. i. gut, ohne besondere Anmerkung. Aus der Jugendzeit des J. A. Jessberger sind weder Vorkommnisse wichtigerer Art im guten noch im schlimmen Sinne bekannt. Im Jahre 1865 — also im 30. Lebensjahre — verehelichte sich derselbe mit der ledigen Bauerstochter Sophie Mohr von hier und starben mehrere Kinder entweder in oder kurz nach der Geburt. Zur grossen Freude der Eltern — wenn auch unter Anwendung ärztlicher Hilfe — wurde ihnen am 8. April 1876 abermals ein Kind geboren, der noch lebende Sohn Johann Dionysius, das einzige Kind. Auch dieses Kind war nur ein mittelmäßiger Schüler und zeigt sich auch in seiner weiteren Lebenszeit als ein sehr beschränkter Kopf, begabt mit gewissen Eigenheiten. Manchmal ist derselbe völlig freigebig gegen andere, sogar ihm fernstehende Leute, während er zu einer anderen Zeit auch nicht einmal eine erbetene Kleinigkeit abgibt. Ja, er leidet in solchen Zeiten nicht einmal, dass sich Jemand auf seinen leeren Wagen setzt. Ohne besondere Veranlassung steht der Junge öfters in Hof, Stall oder Stube und schaut lange Zeit in das Blaue der Natur unverwandten Blickes, unbekümmert um die etwa zu verrichtende notwendige Arbeit. Auch in Gesellschaft mit seinen Altersgenossen, im Wirtshaus etc., ist er der oft unzugängliche, nicht lebensfrohe junge Mensch. Es ist, als ob ihn eine beständige Schwermut drücke und verhindere, dass die der Jugend eigene und bei normalen Burschen immer vorhandene Lebensfreude zum Durchbruch kommen könne.

„Joh. Adam Jessberger war ebenfalls eine eigentümlich veranlagte Natur. Im Haushalt stets fleissig — er kochte, flickte und wusch alles jahraus, jahrein —, sehr sparsam, bedacht auf richtige Bewirtschaftung seines Besitzes, ein ruhiger, friedliebender Gemeinde- und Staatsbürger, ein stets hilfsbereiter Nachbar — aber zu gewissen Zeiten ebenso exzentrisch, so verschwenderisch, so geizig, so rechthaberisch etc.

„So liess er einmal durch die Ortsschelle bekannt machen, im Gasthaus zum Hirschen werde ein Stier versteigert; er bot denselben aus und steigerte ihn selbst. Eines Tages verkaufte er seine Ziege und gab gleich darauf ein Fass Bier zum Besten, um den Kauf rückgängig zu machen. Öfters ging er nach Rettersheim — 3 km —, wo er eine Schwester verheiratet hat, die gleichfalls nicht normal im Kopfe ist; hier bezahlte er den jungen Leuten Wein, Bier etc., damit sie ihm beim Heimgehen in der Nacht das Geleite geben sollten. Er verlangte mehrmals von irgend einem Wirte, bei dem er zechte, ganz unverhofft 5, 10 etc. Mark als Darlehen. Nachdem er solches erhalten hatte, gab er dasselbe nach einiger Zeit (in etwa einer Viertelstunde) wieder zurück, bemerkend, er habe Geld genug, er habe nur sehen wollen, ob man ihm borgen wolle. Seine Schwäger oder Geschwister erhielten öfters freiwillig Geschenke von Dürrfleisch etc.; dabei ging immer wenigstens eines davon leer aus und sagte Jessberger, dass dieser oder jener nichts bekomme, weil er ihn nicht wolle. Eine Beleidigung auch nur geringfügiger Natur vergass er gar nicht oder erst nach vielen Jahren.

„Diese Familie Jessberger hat hier noch den Beinamen „Malber" (Melber). Einer seiner Nachbarn belegte ihn vor längeren Jahren mit den Namen „Dreckmalber". Statt denselben zu verklagen, liess er ihn auf das Gemeindehaus vor den gesamten Gemeindeausschuss laden, verlangte hier weder Abbitte noch Sühnegeld, sondern sagte nur, nachdem er den Beleidiger längere Zeit in die Enge getrieben hatte: „Ich weiss, dass ich der Dreckmalberle bin, aber von Dir lass ich mich nicht so heissen", — machte die Türe auf und der Kläger war verschwunden.

„Die Frau kochte, wie bereits bemerkt, niemals; und so waren auch dann die Mahlzeiten: rohes Fleisch, Brot, Eier, Milch. Eine nahrhafte Suppe (Fleischbrühe), die verschiedenen nahrhaften, gut verdaulichen Gemüsearten etc. kamen nicht auf den Tisch. Die einzige gekochte Speise war Kartoffel, hie und da Rindfleisch.

„Bei dieser Neigung zum Absonderlichen ist es nicht zu verwundern, wenn Jessberger sich den Personen zugesellte, die in einem Stückchen Brust-Zucker eine geheiligte, gottgeweihte Sache zu besitzen glaubten; und diese Dinge vollendeten bei ihm die Zeit des freien Denkens und Wollens. Jessberger verlor die Geistesgegenwart, d. h. er wurde irrsinnig und starb in der psychiatrischen Abteilung des Kgl. Juliusspitals zu Würzburg am 10. April 1894.“

Auf Grund dieses Berichts wäre man auch berechtigt, ihn einfach als einen Idioten zu betrachten, und jedenfalls wäre es ganz falsch, anzunehmen, dass erst in neuester Zeit sich eine wesentliche psychische Veränderung bei ihm vollzogen hätte.

Die richtige Auffassung ist vielmehr diese, dass die Wundergeschichte auf dem von Haus aus halb blödsinnigen Jessberger mehr gewirkt habe als auf seine vernünftigeren Mitbürger.

Über diese Wundergeschichte stellte der Pfarrer von Trennfeld nachstehenden Bericht zur Verfügung, den er schon im Oktober 1892 an den Bischof von Würzburg erstattet hatte:

„Ungefähr im Monat Dezember 1891 kam die Fährersehefrau Barbara Eitel von hier zu mir und gab an: ihr 10jähriges Kind Katharina, von starkem Körperbau und bleichem Angesicht habe beim Viehhüten in der Hart, ½ Stunde von Trennfeld, ¼ Stunde von Rettersheim, eine Erscheinung der Muttergottes gehabt. Es wurde ihr eine kurze Antwort gegeben dahin, dass man sich leicht täuschen könne, viele sich schon täuschen liessen, und dass das Kind im Halbschlaf sich könne befunden haben. Mit diesem Bescheid verliess die Frau das Pfarrhaus. Nach einigen Wochen kam sie wieder, angebend, die Erscheinung habe wieder stattgefunden, ihr Kind sehe jedesmal die Muttergottes, diese spreche mit ihm und gebe ihm jedesmal die Hand. Sie stellte das Ansuchen an mich, das Kind kommen zu lassen und das Nähere mit ihm zu besprechen. Nach 14 Tagen rief ich dasselbe vom Schulgange weg zu mir, sprach mit ihm von diesen Vorgängen ungefähr 5 Minuten und als es sich immer im nämlichen Ausdrucke bewegte: „Die Muttergottes hat gesagt, Du sollst mich recht ehren“, brach ich im Gespräche ab und sagte: „Gehe hin, Kind, lerne fleissig Deine Schulaufgaben und vergiss Dein Morgen- und Abendgebet nicht.“ Ein Weiteres mochte ich nicht mit ihm sprechen, da ich erkannte, das Kind ist beeinflusst von seiner Mutter, und die Mutter ist aufgebläht vom Hochmut, dass sie ein solch Wunderkind hat. Die Mutter ging nun mit ihrem Kinde recht oft an die fragliche Stelle, und dies sieht jedesmal dort die Erscheinung. Vom Februar 1892 an wurde die Wallfahrt stärker, Sonn- und Feiertage grössere Trupps, es wurde auf dem Wege gebetet und gesungen ohne Beisein der kirchlichen Insignien, draussen kam wie auf Kommando jedesmal die Muttergottes, beantwortete des Kindes Fragen, wenn sie auch noch so abgeschmackt waren, und dann zogen die Leute unter Gesang wieder heim. Ungefähr im März 1892 erschien im Marktheidenfelder Boten in diesem Betreff ein Artikel, am folgenden Tage kam sofort der Wachtmeister und Kommandant, abgeschickt vom Kgl. Bezirksamt, um Recherche zu pflegen, auch im Pfarrhause. Ich gab, da ich diese Art Recherche nicht liebe, sondern Korrespondenz von Amt zu Amt erwarte, die kurze Antwort, das Mädchen möchte geschlafen und geträumt haben, und dadurch, weil blutarm, auch nachhaltig etwas aufgeregt worden sein. Beliebe dem Amte eine weitere Aufklärung, möge es sich schriftlich ans Pfarramt wenden.

„Die Gendarmen berichteten nun in dem Sinne, wie der Auftraggeber es haben wollte — Schwindel — Aberglaube —; an dem Orte der vermeintlichen Erscheinung hatten sie sich gegenüber der zu Hunderten erschienenen Menschenmenge passiv benommen. In den darauf folgenden Entschliessungen an den Bürgermeister wurde das Mädchen als lügenhaft, die Eltern als unredlich hingestellt, auch von Ungesetzlichkeit wegen Ansammlung grösserer Menschenmassen wurde gesprochen und mit Strafeinschreitung gedroht.

„Der Bürgermeister, der Onkel des Kindes, verantwortete sich auf jenes Schreiben in dem Sinne: „eine Verordnung wird nicht übertreten, das Beten und Singen auf freiem Felde kann uns Niemand wehren."

„Von dem Tage an, als die Gendarmen erschienen und die Leute von Strafe hörten, war die Aufregung so stark, dass die ganze Gemeinde und auch die Nachbargemeinden wie vom Widerspruchsgeiste getrieben für diese Neuerung sich begeisterten, und der Zudrang wurde so stark, dass die Gendarmen berichteten: „in Trennfeld ist kein Mensch, der nicht an diesen Schwindel glaubt".

„Dazu kam noch, dass auswärtige Geistliche, während der Ortsgeistliche mit keinem Worte in der Kirche die Sache berührte, in ihren Kirchen über die Begebenheit sprachen, aber dadurch erst recht bei ihren Pfarrkindern die Neugierde weckten und diese zum Besuche hiesigen Orts reizten. Auch will ein Kondukteur zur Nachtzeit ein Licht an jenem Orte gesehen haben und andere behaupten, durch Gebrauch der Erde von jener Stelle, auf der die Gottesmutter gestanden, seien sie von ihrer Krankheit befreit worden.

„Inzwischen kamen auch alle Tage Leute zu Eitel, um das Kind mit an den Gnadenort zu nehmen, Leute aus Nah und Fern, von Hanau und Bierstein, von Mergentheim und Kulmbach, vom Odenwald und Spessart, auch ans Pfarramt gelangten in diesem Betreff Briefe, 20—25, die sämtlich unbeantwortet blieben. So ging es fort bis Gründonnerstag 1892, wo die Gottesmutter dem Mädchen gesagt haben soll: „jetzt war ich 26mal bei Dir, ich komme nun nicht mehr, errichte einen Bildstock mit dem heiligen Dreifaltigkeitsbildnisse und sage, dass unter den Menschen mein Sohn mehr geehrt wird."

„Was in den 26maligen Erscheinungen die Gottesmutter gesprochen hat, war jedesmal derselbe Gedanke, bereits auch die nämliche Form: „Mein Sohn wird viel verachtet. Die Leute sollen meinen Sohn mehr ehren. Die heilige Dreifaltigkeit wird zu wenig angebetet." Diese Ausdrücke sagt das Kind der dort horchenden Menge nicht selbst, es ist nämlich schwach talentiert, sondern es flüstert erst seiner Mutter, die geistig auch wenig beanlagt ist, etwas zu, die dann der Menge dies Etwas mitteilt.

„Als das Kgl. Bezirksamt mit seinen scharfen Anschreiben nichts ausgerichtet, vielmehr die Menge erbittert hatte, wandte es sich endlich an das Pfarramt, das als Quintessenz seines Berichts dorthin niederlegte: Das Kind scheint blutarm zu sein, leidet vielleicht an Hysterie und Halluzinationen, es mag auch das vom Lehrer auf Neujahr ihm geschenkte Muttergottesbild zu dieser Aufregung mitgeholfen haben; eine Untersuchung durch den Arzt liesse sich vielleicht empfehlen.

„Was das Beten anlangt, kann der Geistliche es nicht verbieten, das Aufsuchen von Kapellchen in der Markung war von jeher im Gebrauch. Werden staatliche Verordnungen übertreten, möge das Kgl. Bezirksamt nur energisch einschreiten; wird die geringste Ungehörigkeit von Seite der Schuljugend in Erfahrung gebracht, erfolgt von der Lokalschulinspektion aus sofort Anzeige beim Gericht. Es werden aber über kurz oder lang Kriterien sich zeigen, die mit einem Schlage der Sache ein Ende machen, bis dahin heisst's: „Abwarten". Cfr. Act. Apost. 5, 34.

„Sobald die Nachricht wegen Errichtung eines Bildstockes verbreitet wurde, sammelte man Geld und traf Anstalten, um ein feines Dreifaltigkeitsbild und eine Maria-Statue zu beschaffen. Diese wurden in Würzburg angekauft und dort auch eingeweiht, nachdem der Ortsgeistliche die Einweihung verweigerte.

„Was den letzteren betrifft, so sei hier konstatiert, dass ich mit dem Kinde, wie schon oben gemeldet, nur einmal und zwar nur 5 Minuten von der Sache gesprochen habe;

„dass ich dies Vorkommnis der Erscheinungen nicht ein einzigesmal in der Kirche berührte;

„dass ich mich nie am Orte der Erscheinung eingefunden;

„dass ich, karg in der Rede, bei Fragestellungen nur allgemeine kirchliche Grundsätze darlegte;

„dass ich die Opfer, die mir für diesen Zweck eingehändigt werden wollten, zurückwies;

„dass ich dem hiesigen Parlier, der wegen Aufstellung und Weihe des Dreifaltigkeitsbildes mit mir Rücksprache nehmen wollte, entgegenäusserte: dass ich weder Bild noch Statue weihe.

„In den ersten Tagen des September 1892 nun, als bereits Dinge zu Tage traten, die nicht mehr das Übernatürliche streiften, sondern recht deutlich auf Schwindel und Betrug hindeuteten, liess der Ortspfarrer die Mitglieder der Kirchen- und Gemeindeverwaltung im Pfarrhaus zusammenkommen und teilte ihnen mit, dass nach den vorliegenden Beweisen die Erscheinungsangelegenheit ihr Ende erreicht habe, dass teils Selbsttäuschung, teils, und das am meisten, Sucht materiellen Vorteils dem bisherigen Treiben zu grunde lag.

„Deshalb wurden die Verwaltungsmitglieder ersucht, in der Gemeinde die Einwohner an die staatlichen Verordnungen zu erinnern, dass Opferstöcke aufzustellen oder Sammlungen zu veranstalten verboten ist, dass alle Gaben, die bisher verabreicht wurden, sei's als Almosen, sei's als Opfer, in den Händen der Schwindler ungerechtes Gut sind, das an die Spender zurückgegeben werden muss, und dass in Zukunft Alle, in deren Gegenwart am Erscheinungsplatze dem Eitelskinde eine Gabe verabreicht wird, schuldig sind, falls Eitel sie nicht zurückgibt, wegen Teilnahme an dem Possenspiel selbst die Wiedererstattung des Geopferten zu leisten. Die Verwaltungsmitglieder verstanden den Pfarrer, andern Tages brachte ein Mann schon 213 Mark, die man dem Eitel nicht auch noch gelassen, sondern rechtzeitig abgenommen hatte. Das Pfarramt weigerte sich mit der Kirchenverwaltung, das der Kirche nicht zustehende Geld anzunehmen und so wurde die Summe dem H. B. Ordinariate zur Verwendung für Missionszwecke gegen Quittung übersandt. Die Erscheinungsaufregung hatte nun ihr Ende gefunden; es ging Niemand mehr an den fraglichen Ort, nur ungefähr noch aus 7 Familien solche, die in ihren Haushaltungen zurückgekommen, finanziell abgewirtschaftet haben. Eigentümliche Erscheinungen dies. Diese wenigen haben sich in der Person eines gewissen Jessberger einen Führer gewählt, der in der Jugend schon ein vorlauter Bursche war und in späterer Zeit in der Gemeinde als rechthaberischer Schreier und Krakehler bekannt ist.

„Dass so viele Männer sich in den Schwindel mit fortreissen liessen, kommt daher, sagen sie jetzt, dass wir uns gefürchtet haben, zu widersprechen; unsere Frauen liessen uns keine Ruhe, bis wir uns beteiligten, und wenn man sich einmal mit einer Sache eingelassen hat, möchte man auch Recht behalten; wir getrauten uns nicht zu reden, auch wenn wir Ungehöriges mit unterlaufen sahen, aus Furcht, wir möchten für ungläubig verschrieen werden.

„Es erübrigt noch die Beantwortung der Hauptfrage: „Wäre es nicht besser gewesen, wenn der Pfarrer zu rechter Zeit die Leute in der Kirche aufgeklärt hätte? Antwort: Die Erklärung hätte lauten müssen: „Unsere heilige Kirche lehrt, dass Wunder und Erscheinungen möglich sind. Aber man kann sich gar leicht täuschen, man muss vorsichtig sein und nicht vorgreifen usw." Dadurch hätte der Seelsorger die Parole zum Kampfe gegeben. Die aufgeregte Menge, insbesondere die Schuljugend, wäre auf den Gedanken gekommen und hätte ihn auch ausgesprochen: Wir wollen einmal sehen, wer Recht hat, wir oder der Geistliche. Dieses: „wir wollen einmal sehen" hätte sich noch weiter ausgedehnt, auch auf andere Gebiete; der Geistliche hätte seine eigene Autorität geschädigt, er hätte ein ganzes Jahr, vielleicht noch länger, zu kämpfen gehabt, ohne kategorisch sprechen, Positives vorbringen zu können. Und erst mit Schwert und Stangen vorzugehen, wie man von Seite des Kgl. Bezirksamts versuchte, halte ich für durchaus pastoralunklug; man hat es in solcher Zeit und bei solchen Auftritten mit einer immerhin s t a r k  a u f g e r e g t e n Menge zu tun, wo die Leidenschaft ein ruhiges Urteil nicht aufkommen lässt.

„Hitzig ist nicht witzig. Und wenn der Sonnenwirt von Mudau nach Trennfeld gewallfahrtet ist und hat die Muttergottes nicht gesehen, so kommt er das zweite Mal nicht wieder, und wenn jene Frau aus Steinau an der Erscheinungsstätte Erde genoss, „dass sie von Magenkrämpfen befallen dem Tode nahe war", so ist doch noch kein Grund gegeben, dass die Angelegenheit früher in pastorale Behandlung hätte genommen werden sollen, vielmehr verbleibt gar oft das Beste: „Abwarten". —"

Dieser Bericht vom Oktober 1892 (also 1½ Jahre v o r Jessberger's Erkrankung) findet noch eine Ergänzung durch nachstehende Aufzeichnung des Epileptiker-Pfründners Bils von Trennfeld, der sie auf Verlangen niedergeschrieben hat und die Volksmeinung von Trennfeld mit epileptischer Umständlichkeit zum Ausdruck bringt: „Die Beschreibung über das Leben von Adam Jessberger in Trennfeld. Er lebte in Zufriedenheit. Kam ein Notleidender zu ihm und klagte ihm seine Not, so war sehr barmherzig gegen ihn, wenn er in seiner Not aushelfen konnte, so tat er es, konnte er es aber nicht, so gab er dem Notleidenden Auskunft darüber; und hatte ihn in seiner Not wieder aufermuntert. Zu Arbeitsamkeit. Er arbeitete vom frühesten Morgen bis in die späteste Nacht. Er war in jeder Arbeit tätig. Derselbe besorgte den Ackerbau mitsamt seinen häuslichen Arbeiten. Wenn er vom Felde nach Hause gekommen ist; und es war Mittags oder Abends und seine Frau hatte noch nichts gekocht, so tat er es selber. Er spinnte im Winter seinen Flachs und Wolle und strickte auch seine Strümpfe. Seine Frau war in Allem liederlich, nur mit dem Betten war sie sehr geschäftig [gemeint ist natürlich: Beten]. Derselbe war nicht geizig und auch nicht streitsüchtig. Er war nicht unmäßig im Essen und Trinken, sondern er lebte in der Regel noch mäßig. Sollte ihm diese Krankheit vielleicht schon mehrere Jahre plagen und indem es ihm die Leute nicht angesehen haben, und mit der Erscheinung mit dem Kind erst dann zum richtigen Ausbruch gekommen sei. Denn diese Krankheit kann einen jeden vernünftigen Menschen passieren. Diese Erscheinung mit dem Kinde hatte im Herbst 1891 ihren Anfang genommen. Da schickte der Vater seine 2 Kinder mit seiner Kühe hinaus um weiden zu lassen. Diese 2 Kinder gingen mit dem Vieh hinaus, wo sie der Vater hingeschickt hatte. Als sie an dem Platz angekommen waren, setzten sie sich unter einen Baum, während sie eine Weile sitzten, so sprang die Jüngste auf, und sagte zu der älteste, siehst Du nichts, und sprang davon, während die älteste nicht davon gesehen hatte, so sprang sie auch vor Furcht davon. Die Jüngste war 9 Jahre alt und die älteste war 12 Jahre alt. Da sagte die Jüngste zu der Älteste: Da draussen in dem Wald, da kommt eine weisse Frau heraus, sie schwebte, hatte eine Krone auf mit einem blauen Schleier. Da sie sich nun fürchteten, kehrten sie zurück nach Hause. Auf dem Wege nach Hause redeten sie es miteinander, ob da sie nichts zu Hause sagen wollten. Es vergingen einige Wochen: Da sagte die Älteste es der Mutter. Die Mutter rufte den Vater und beide hörten ihre zwei Kinder ab. Am andern Tage ging die Mutter zu dem Herrn Pfarrer und erzählte es ihm. Da sagte der Herr Pfarrer, sie sollen wieder hinausgehen auf den Platz, und wenn sie wieder sehen, so sollten sie fragen, was denn ihre Bitte wäre. Sie taten es. Da sie nun wieder auf dem Platze angekommen waren, da erschien sie dem Kinde wieder, und es fragte sie vor Schrecken, was denn ihre Bitte wäre! Sie sagte, hier auf diesem Platze sei vor edlichen Jahren die hl. Dreifaltigkeit verunehrt worden. Es sollte doch den Leute ihre Bitte sagen, damit die hl. Dreifaltigkeit wieder auf dem Platze verehrt würde. Endlich wurde das grosse Wunder Werk verkündet. Manche Leute sind sehr glaubenswürdig und manche auch sehr ungläubig. Schaarenweise eilten die Leute von allen umliegenden Dörfer und Städten herbei um das Wunderwerk mit anzusehen. Sobald nun das Kind seine Hand ausstreckte und mit seinen Augen überwärts schaute; so fängt die versammelte Schaar der Menschen, das Gebet an zu beten: Gott grüsse Dich Marie, und zündet auch sogar während dieser Zeit Kerzen und Wachsstöcke an. Es vergingen Jahr um Jahr. Als nun eine Zeit verflossen war wurde endlich ein Bildstock aufgebaut und an diesen ist die h. Dreifaltigkeit in Steinen ausgehauen. Als alles nun fertig war sollte ihn der H. Pfarrer einweihen, er tat es aber nicht weil es der gnädige Herr Bischof nicht gestattet. Es kamen Leute herbei die leidend waren, um da Hilfe in ihren Leiden zu bekommen. Manche sagten sie hätten Hilfe bekommen. Ebenso ging auch der Adam Jessberger von Trennfeld hinaus, um in seiner Not Hilfe zu bekommen [In welcher Not?]. Nun geschah es, dass er nach einige Monate Hilfe in seiner Not bekommen habe, so sagte er: dass er einen festen Glauben an diese Erscheinung hatte, und dass die Mutter der immerwährenden Hilfe sei. Da es aber von dem hochwürdigsten H. Bischof von Würzburg sehr streng verboten wurde, dass es der H. Pfarrer den Leuten verbieten sollte, so gingen sie auch nicht mehr hinaus, sondern hielten „Bettstunden" bei dem Kinde zu Haus. Als es aber lautbar geworden ist, dass sie zu Hause mit dem Kinde auch noch Bettstunde hielten; und da sich mehrere Leute bei ihnen versammelten, da wurden sie sehr verspottet von denen Leuten die nichts daran glaubten. Da wurde Johann Adam Jessberger über denen Leuten sehr überdrüssig. Da nun dem Adam Jessberger sein Haus in einem engen Winkel steckte, so hatte er in sein Haus ein Zimmer herrichten lassen, worin er mit dem Kinde und noch mehrere Leute bei ihnen versammelten und Bettstunden hielten. Weil

2

es ihnen sehr streng verboten wurde, und so darüber krank geworden ist."

Aufenthalt Jessbergers in der Klinik: 6. März bis 10. April 1894.

Anfangs grosse Unruhe; in seinen Reden hauptsächlich religiöse Gegenstände hervortretend. Kniet im Bett, küsst sein Leintuch, ruft den Namen: Jesus. Zuweilen zerriss er Hemd und Leintuch.

Gegen Ende März 1894 wurde er äusserlich ruhiger, sprach noch viel von Gottes Willen: „der oben ist Herr" u. dergl.

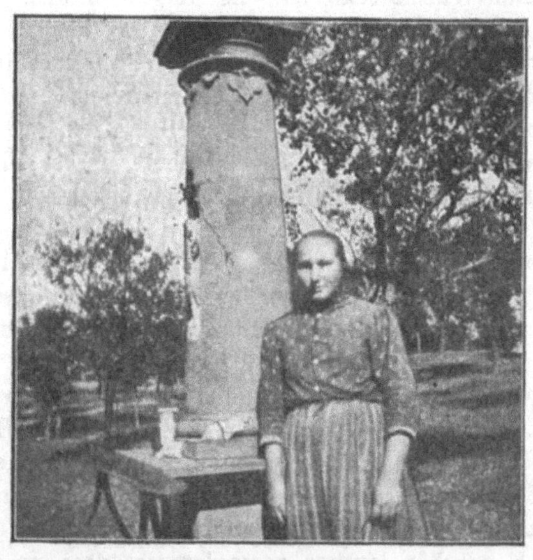

Schliesslich trat sehr intensive Nahrungsverweigerung auf. Dann wurde er körperlich sehr hinfällig. Erneute sorgfältige Untersuchung ergab das Fehlen aller paralytischen Symptome. Auch der Urin wurde immer normal befunden. Allmählich kollabierte er immer mehr und starb, trotz regelmäßiger Fütterung mit der Schlundsonde, am 10. April 1894. Hatte bis zum Tode um 32 % seines Anfangsgewichts abgenommen.

Die Sektion klärte den Fall genügend auf durch einen hämorrhagischen Erguss in der harten Hirnhaut;

den er sich wahrscheinlich in seinen Aufregungszuständen durch Anschlagen des Kopfes zugezogen hatte.

Diese Katastrophe mit tötlichem Ausgang hat den Wunderglauben in Trennfeld gründlich ausgerottet. Bei einem Besuch in Trennfeld im Herbst 1894 (ein halbes Jahr nach Jessberger's Tod), konnten keine Gläubigen mehr aufgefunden werden und auch das Kind Katharina Eitel sah die Muttergottes nicht mehr.

Bei nochmaligem Besuch im Herbst 1899 war vollends nur noch blosse Erinnerung „an das Wunder von Trennfeld" vorhanden. Das Denkmal steht aber; — vergl. die (neben wiedergegebene) Photographie vom Herbst 1899 mit Katharina Eitel, welche damals 18 Jahre alt war.

II. Fall.

Name: Hein, Barbara; Geburtstag: 14. März 1857; Heimat: Strahlungen; Stand: verh. kath. Steinhauersfrau. Aufgenommen: 20. Mai 1895. Entlassen: 2. Juni 1895 nach Haus.

Die Vorgeschichte dieser sensationellen Angelegenheit ist aus Folgendem ersichtlich. Zuerst erschien diese Zeitungsnotiz: „In Höchberg wurde die Leiche einer seit einigen Tagen vermissten Bauerswitwe von Strahlungen aufgefunden, die durch Erhängen ihrem Leben ein Ende gemacht hatte. Die Umstände, welche die Frau in den Tod getrieben haben, sind für einen grossen Teil der Ortsnachbarn so betrübender, für einen Teil so beschämender Natur, dass wir es nicht unterlassen können, diesen tragischen Fall eingehender, als es unserm Gefühl entspricht, hier zu erörtern. Gerade auf den uns umgebenden Dörfern war vor einiger Zeit die Rede von einer „Hexe" in Strahlungen. Mit geheimnisvollem Schauer wurde davon erzählt, dass eine in den besten Jahren stehende Frau von ihr „verhext" worden sei. Die Ursache der allerdings bei letzterer zu Tage getretenen, den hysterischen oder sonst krankhaften Charakter des befallenen Individuums bezeichnenden Erscheinung, soll nun die Bedauernswerte gewesen sein, ist aber nach Einsicht verständiger, mit den Verhältnissen nicht unbekannter Menschen auf einem ganz anderem Gebiete zu suchen. Nachdem die Verlebte noch vor kurzen Wochen versucht hatte, durch gerichtliche Verfolgung der Schuldigen der üblen Nachrede entgegenzutreten und dieselbe zu beseitigen, scheint ihr gleichwohl letzteres nicht gelungen zu sein. Ein törichter, bereits vor Jahrhunderten verurteilter Aberglaube hat ein Allen bemitleidenswertes Opfer gefunden. Das ist wohl die Unglückliche, welcher neulich der ehemalige Wunderdokter von Lülsfeld, nunmehr Pfarrer B. in Hr. bei Neustadt a. S., den Teufel austreiben wollte, aber angeblich auf oberhirtliche Anordnung daran verhindert worden ist. Nun hat die arme gequälte Frau endlich Ruhe gefunden."

Daraufhin folgte diese Zeitungsnotiz: „Von der Rhön schreibt man uns: „In ihrem Artikel „die Hexe von Strahlungen" ist dem Verfasser insofern ein kleiner Irrtum mit untergelaufen, als es nicht die seiner Zeit zum Teufelaustreiben zu Pfarrer B. transportierte Frau Hein aus Strahlungen war, die sich erhängte, sondern eine andere, 72 Jahre alte Frau aus Strahlungen, von der die Strahlunger Patrioten und Wahlmänner behaupteten, sie habe oben erwähnte Hein verhext. Der vom Wunderdoktor zum Teufelsbanner avancierte Pfarrer pastoriert auch nicht Hr., sondern Hf."

Der Pfarrer von Strahlungen erstattete folgenden Bericht: „Über die vermutliche Ursache des Selbstmordes der Ursula Reiher von Strahlungen:

„Die Witwe Ursula Reiher, welche am 18. April 1895 in einer zur Gemeinde Strahlungen gehörigen Waldabteilung erhängt aufgefunden wurde, stand im 73. Lebensjahre. Dieselbe befand sich früher in günstigen Lebensverhältnissen, kam aber durch schlechte Wirtschaft ihres Ehemannes ums Anwesen.

„Sie lebte in den letzten Jahren bei einer ihrer Töchter, welche an den Schreiner Denner dahier verheiratet ist. Kümmerlich schlug sie sich durchs Leben, wurde auch manchmal, wie glaubwürdig versichert wird, von ihrer Tochter und ihrem Schwiegersohne hart behandelt. Doch kann man nicht behaupten, dass diese Behandlung die Ursache des Selbstmordes gewesen ist, wenn auch nicht die Möglichkeit, dass diese irgend einen Einfluss auf denselben gehabt haben könnte, strikte abgewiesen werden soll.

„Die Ursula Reiher wird als eine ruhige, gutmütige Person geschildert, und ich kann bestätigen, dass ich dieselbe auch als eine solche kennen gelernt habe; zugleich kann ich sagen, dass sie sehr bescheiden und dankbar war. Stark an Geist war sie gerade nicht, man wird das ja auch nicht von einem 72 jährigen Bauernweiblein verlangen.

„Als die berüchtigte Besessenheitsgeschichte, die eigentlich mit Läusen ihren Anfang nahm, in Schwung kam, wurde die Ursula Reiher bezichtigt, sie habe die Ehefrau des Vitus Hein verhext. Damals kam die p. Reiher zu mir mit der Bitte, ich solle als Vorstand des Armenpflegschafsrates ihr ein Vermögenszeugnis ausstellen, damit sie im Armenrecht gegen den Vitus Hein klagen könne, der sie eine Hexe geheissen habe und sie auch habe schlagen wollen. Ich suchte es ihr auszureden; sie solle sich doch um solche einfältige Reden nicht kümmern, ein vernünftiger Mensch glaube doch so etwas nicht usw. Sie kam wiederholt; meine wiederholten Zusprachen hatten den Erfolg, dass sie von der Klage abstand, auch der Gendarmerie gegenüber keine Aussagen machte. Aber von dem Gedanken, sie könnte eine Hexe sein, konnte ich sie leider nicht abbringen. „Ich kann doch“, sagte sie einmal, „ganz bestimmt versichern, dass ich nichts kann, es müsste denn sein, dass ich 2 Leiber hätte.“ Ein andermal sagte sie: „Ich möchte eine „Lebensbeicht“ ablegen; ich glaube zwar nicht, dass ich so schlecht bin, dass ich Jemanden verhexen kann, aber es könnte doch nicht alles in meinem früheren Leben in Ordnung sein.“

„Der Vitus Hein wurde bekanntlich, weil er die p. Reiher wiederholt eine Hexe geheissen, vom Amtsgericht Münnerstadt verurteilt. Dadurch kam die ganze Sache erst recht an die Öffentlichkeit und das alte Weiblein musste darunter leiden. Dazu kam noch eine Bestätigung der üblen Nachrede, freilich keine Bestätigung für einen vernünftigen Menschen, sondern für einen, der unheilbar dem Aberglauben verfallen ist. Das, was ich jetzt mitteile, habe ich erst in der letzten Zeit erfahren. Der Vitus Hein hat, ich darf das als bekannt voraussetzen, die Hexe in einen Krug gebannt; die Hexe ist nun, ich weiss nicht durch welchen Zufall, dem Krug entwischt und zum Dorf hinausgefahren gegen den Lindenbaum zu . . . . (der Lindenbaum steht dem Wohnhaus der Reiher gegenüber).

Jetzt war auch noch der Beweis geliefert, dass die Reiher die Hexe sei.

„Das arme Weib wurde gemieden, man ging ihm aus dem Wege; ja es kam so weit, dass sich in der Kirche Niemand mehr neben es knieen wollte; die Folge war, dass es leutscheu und tiefsinnig wurde. Gerade in dieser Zeit hatte ich mit der unglücklichen Person viel zu tun. Sie kam öfter zu mir, um sich Hilfe und Trost zu suchen; davon aber, dass die Leute sie meiden, hat sie mir nichts gesagt, wohl aber von etwas Anderem. Sie redete nämlich immer viel vom Gericht; nicht etwa, wie man das ja öfter von Geisteskranken hört, vom Gericht Gottes nach dem Tode, sondern von einem Gericht, das in Strahlungen über sie gehalten wird bei dem Bildstöckchen unter dem Lindenbaum. Wie sie zu dem Gedanken gekommen ist, konnte ich nicht herausbringen. In diesem Gericht nun wird der ganze Lebenslauf vor allen Menschen geoffenbart und dann muss sie sterben. Ich habe mir alle Mühe gegeben, ihr diesen Gedanken auszureden, aber es gelang mir nicht. Ich habe einmal fast eine Stunde in der Sakristei mit ihr verhandelt, im Pfarrhaus öfters, einmal, es war vor Ostern, draussen auf dem Feld, wo sie mir mit einer Tracht Lesholz begegnete; aber das Gericht liess sie sich nicht ausreden. Ja ich glaube, sie hatte mich in Verdacht, dass ich selbst mitbeteiligt bin.

„Als am Ostermontag (15. April 1895) zwei Patres des Augustinerklosters mich besuchten, klagte die Reiher ihren Hausleuten gegenüber, dass diese zwei zum Gericht gekommen seien. Am folgenden Tage begegnete sie mir auf dem Felde. Ich hatte ein in weisses Papier eingeschlagenes Buch bei mir; da blieb sie stehen; sie war etwa 50 m von mir entfernt und rang die Hände. Zu Hause klagte sie dann, dass ich mit dem Gerichtsbuche ihr begegnet sei. Damals sah ich sie zum letztenmale; mehrere Tage darnach hatte sie sich erhängt. Requiescat in pace."

Ein weiterer Zeitungsbericht lautet: Aus der Rhön schreibt man uns: „Das Teufelaustreiben scheint sich nunmehr auch im Saaletale einführen zu wollen. Man höre und staune! Dem durch seine Gründung in Lülsfeld auch in weiteren Kreisen bekannt gewordenen Herrn Pfarrer in Hf.

scheint die Lust zum Kurieren als dem Sohn eines Landarztes älterer Ordnung noch immer im Blute zu liegen und er in seinem eigentlichen Berufe allein nicht die genügende Befriedigung und Beschäftigung zu finden. Bei dem noch im Aberglauben befangenen Teil der Bevölkerung erfreut sich der biedere Pfarrherr eines sehr grossen Vertrauens nicht nur in Seelennöten, sondern auch bei allen Gebrechen des Leibes. Dem frommen Glauben an sein Können nicht blos der Bewohner seines Dörfchens, sondern auch der näheren und weiteren Umgebung sucht er daher auch gerecht zu werden. Und so betrieb er schon die verschiedensten Arten der Kurpfuscherei: Matteische Pillen, Elektrohomöopathie etc., sogar fromme Medien mussten seinen Zwecken dienstbar sein. Auch ein Wunder sollte gewirkt werden. In dem von der Kultur noch nicht übermäßig heimgesuchten Dorfe Strahlungen war vor einiger Zeit nach der Ansicht vieler Einwohner und der felsenfesten Überzeugung sämtlicher alten Weiber eine Bauernfrau verhext und ihr der Teufel (nämlich der leibhaftige!) in den Leib gezaubert worden. Der Ortsgeistliche war vernünftig genug, sich um die Sache nicht zu kümmern. Da der Teufel aber doch gebannt werden sollte, so wandte man sich in der Not an den berühmten Pfarrherrn in Herschfeld. Man hatte sich in seinen Erwartungen nicht getäuscht. Im Pfarrhaus wurden wiederholt Besprechungen und Bannversuche mit dem armen Weibe vorgenommen, und da der Teufel immer noch nicht weichen wollte, wurde auf vorigen Freitag der feierliche grosse Exorzismus in der Kirche zu Herschfeld anberaumt. Die Frau, die sich immer heftig sträubte, wurde von einigen handfesten Männern durch verschiedene Ortschaften hindurch nach Herschfeld eskortiert, unter Begleitung des halben Dorfes Strahlungen. Auch die Bewohner von Herschfeld strömten in hellen Haufen in die Kirche, die völlig angefüllt war von einer gläubigen Menge, die sehen wollte, wie der Teufel aus der Frau herausgetrieben werde. Es wurden Gebete verrichtet und Alles wartete gespannt auf das Erscheinen des den Teufel beschwörenden Herrn Pfarrers. Nach längerem Warten kam aus der Sakristei die Nachricht, dass der feierliche Exorzismus von der geistlichen Oberbehörde nicht genehmigt worden sei.

Enttäuscht entfernte sich allmählich das Volk aus der Kirche. Die Beschwörungen wurden dann vom Herrn Pfarrer in seiner Behausung vorgenommen. Man wird jedenfalls an maßgebender Stelle der Ansicht sein, dass wir doch glücklich über das Zeitalter von Hexen- und Teufelsspuk hinweg sind und dem Herrn Pfarrer begreiflich machen, dass mit derlei Manipulationen weder das Ansehen der Geistlichen selbst gefördert noch auch der leider noch tief wurzelnde Aberglaube unserer Bevölkerung bekämpft wird. Die arme, geistesgestörte Frau wird hoffentlich da untergebracht, wo sie offenbar hingehört, nämlich in die Irrenanstalt."

Inzwischen war Frau Hein in die Klinik einberufen worden auf Grund eines Antrags der Heimatgemeinde und eines ärztlichen Zeugnisses, in welchem ihr Zustand folgendermaßen beschrieben war: „Sie äusserte, sie sei von einer Frau in Strahlungen verhext und sei vom Teufel besessen. Sie kam bei der Untersuchung in hochgradige Erregung, wenn das Wort „Teufel" ausgesprochen wird. Sie ahmte Tierstimmen nach, tanzte, tobte, wenn sie ein Kruzifix oder Heiligenbild sah."

Der Ehemann brachte sie auch am 30. März 1895 in die Klinik, nahm sie aber sofort wieder mit sich, mit der Behauptung, die Klinik sei eine Irrenanstalt und in eine solche bringe er seine Frau nicht.

Der Ortspfarrer von Strahlungen berichtete dann des weiteren: „Frau Hein ist leider Gottes von törichten Leuten in ihrem Wahn noch bestärkt worden."

Nachdem der Ehemann die Frau am 30. März 1895 aus der Klinik wieder nach Strahlungen zurückgebracht hatte, wurde dem Bezirksamt von der Sache Mitteilung gemacht und ihre zwangsweise Verbringung in die Klinik beantragt. Diese erfolgte dann auch, nach längeren Zwischenverhandlungen, am 20. Mai 1895.

Aufenthalt in der Klinik: 20. Mai bis 2. Juni 1895.

Körperlich völlig normal. Sie hat bis jetzt ein Kind gestillt, tritt deshalb mit vollen Brüsten ein. Die Milch verschwindet rasch, ohne besondere Beschwerden. Das Körpergewicht beträgt 67 kg und nimmt in der Klinik noch um 2 kg zu.

Abgesehen von ihrem jetzigen Wahn und seinen Äusserungen lässt sich in der Vorgeschichte der 38jährigen Frau nichts auffinden, was von Bedeutung wäre. Der Besessenheitswahn datiert seit Herbst 1894.

Das rasche Verschwinden aller krankhaften Ausserungen, sobald sie in der Klinik war, ist in dem nachstehenden Gutachten geschildert.

Wenn „der Teufel“ sich regte, so verzerrte sie das Gesicht, sprach mit veränderter Stimme und zuckte mit Kopf und Händen.

Das nachstehende Gutachten war dadurch veranlasst worden, dass inzwischen die Frau Hein in Anklagezustand versetzt worden war auf Grund von § 360 Ziff. 11 R. St. G. B.

Das von Professor Rieger erstattete Gutachten lautete folgendermassen: „In Nachstehendem gebe ich mein Gutachten darüber ab: ob der auf Grund von § 360 Ziff. 11 R. St. G. B. (Wer ungebührlicherweise ruhestörenden Lärm erregt oder wer groben Unfug verübt etc.) Angeklagten der Schutz von § 51 R. St. G. B. zur Seite steht? d. h. ob sie gehandelt hat „in einem Zustand von Bewusstlosigkeit oder krankhafter Störung der Geistestätigkeit, durch welchen die freie Willensbestimmung ausgeschlossen war“?

„Diese Frage lässt sich, in Anwendung auf den vorliegenden Fall, näher dahin präzisieren:

„Hat die Angeklagte mit Bewusstsein und Absicht Besessenheit simuliert und dementsprechend die ruhestörenden und Ärgernis erregenden Scenen aufgeführt, die den Gegenstand der Anklage bilden? oder hat sie es unabsichtlich getan unter der Herrschaft krankhafter Wahnideen?

„In ersterem Falle wäre sie eine bewusste Betrügerin und es hätte in ihrem Willen gelegen, die inkriminierten Handlungen zu unterlassen; im letzteren Falle wären diese so wenig Willenshandlungen, als Krämpfe und sonstige „unwillkürliche“ Bewegungen des Körpers Willenshandlungen sind.

„Hinsichtlich dieser Fragestellung ist vor allem zu konstatieren: dass es ein völlig einwandfreies Kriterium für die Entscheidung nicht gibt. Alles, was bei der Angeklagten Abnormes vorgekommen ist, hat sich abgespielt in

Vorgängen, welche zur Not auch als rein willkürlich gemachte und ohne jeden krankhaften Zwang entstanden aufgefasst werden könnten. Und in diesem Punkt: dass an und für sich und im allgemeinen, alle fraglichen Erscheinungen auch simuliert sein könnten, liegt die Schwierigkeit der Entscheidung darüber: ob sie im vorliegenden konkreten Falle auch tatsächlich simuliert sind?

„Bei einer Handlung, die als eine bewusste und absichtliche vorausgesetzt wird, hat man vor allem Grund, nach den Motiven zu fragen. Als solche könnten im vorliegenden Falle in Betracht kommen: erstens Gewinnsucht, zweitens boshafte Skandalsucht. In ersterer Beziehung ergibt sich aus den Akten mit genügender Deutlichkeit, dass von einer betrügerischen Ausbeutung der Wohltätigkeit in gewinnsüchtiger Absicht keine Rede sein kann. Wäre dies der Fall, so hätte die Anklage ja auch auf Betrug lauten müssen. Somit bliebe, unter der Voraussetzung der Simulation, lediglich boshafte Skandalsucht als Motiv für den groben Unfug. In der Tat liegt diesem häufig kein weiteres Motiv zu grunde als eben ein gewisser übermütiger Trieb, seine Mitmenschen zu belästigen und zu stören, eventuell sich selbst dabei auch auffallend zu machen. Übrigens wäre bei der Angeklagten, wenn diese Voraussetzung absichtlicher Bosheit zuträfe, in Anbetracht des Inhaltes ihrer Reden ihr Benehmen nicht nur ein einfach unanständiges und wüstes gewesen, sondern man müsste es geradezu als ein sakrilegisches bezeichnen, welchem gegenüber sogar die Anwendung von § 166 St. G. B. in Frage kommen könnte. Da sie in streng kirchlichen Anschauungen aufgewachsen und zweifellos im allgemeinen sehr fromm ist, so wäre es um so gravierender, wenn sie trotzdem gerade mit dem, was ihr das Heiligste ist, boshaften Mutwillen getrieben hätte.

„Auf Grund meiner persönlichen Beobachtungen während ihres Aufenthaltes in der Klinik, wo ich mich täglich auf das eingehendste mit ihr beschäftigt habe, bin ich für meine Person zu der festen Überzeugung gelangt: dass die Annahme absichtlicher Bosheit ganz unmöglich und dass die Besessenheitsszenen Äusserungen krankhafter Verrücktheit sind. Demjenigen, der keine Erfahrungen auf dem Gebiete der Psychiatrie hat, muss es schwer fallen, diesen Satz anzuerkennen, weil die Frau, abgesehen von ihrem Besessenheitswahn und dem daraus folgenden abnormen Gebahren, sich geistig normal zeigt und weil ferner ihre Zustände auch in zeitlicher Hinsicht immer so auftreten, dass man den Eindruck bekommen kann: sie wolle jetzt wieder einmal ihre Besessenheit in Erinnerung bringen. Von diesem Gedanken ist auch der letzte Gendarmeriebericht (datiert Münnerstadt 12. Juni 1895) beherrscht, wenn er sagt: „Ich bemerke, dass der Herr Pfarrer in Strahlungen gesagt haben soll, die p. Hein werde in nächster Zeit als geheilt aus dem Spital bezw. der Anstalt entlassen, weshalb man glaubt, die p. Hein habe am Pfingstsonntag das Gegenteil zu beweisen gesucht.“

Wollte ich mich auf diesen Standpunkt stellen, so könnte ich auch sagen: In der Klinik hat die p. Hein ihre Simulationen aufgegeben, als sie gesehen hat, dass sie damit gar keinen Eindruck erzielt; sobald sie aber wieder in Strahlungen gegenüber einem dafür empfänglichen Publikum war, hat sie die Komödie wieder angefangen. Mir verbietet aber der ganze Eindruck, den ich von der p. Hein erhalten habe, sie unter diesen Gesichtspunkt, d. h. als gemeine Betrügerin aufzufassen. Denn aus den gleichen Gründen müsste ich überhaupt eine grosse Anzahl von Objekten der Psychiatrie für Betrüger statt für Kranke erklären, nämlich alle diejenigen, welche man einerseits als partiell Verrückte bezeichnen kann und deren Wahn andererseits unter verschiedenen äusseren Verhältnissen verschieden stark zu Tage tritt. Man müsste konsequenter Weise eine grosse Anzahl von Menschen für Simulanten erklären, an deren Geisteskrankheit doch vernünftiger Weise kein Zweifel bestehen kann. Diese, hier zum Vergleich in Betracht kommenden, partiell Verrückten leiden fast immer an Verfolgungswahn und unterscheiden sich, abgesehen von diesem, im übrigen auch nicht gerade besonders von normalen Menschen. — Ferner zeigt sich bei solchen partiell Verrückten gleichfalls sehr häufig die Erscheinung: dass ihr Verfolgungswahn vorübergehend zurücktritt, wenn der Betreffende z. B. in andere äussere Verhältnisse versetzt wird;

dass der Wahn andrerseits ganz besonders stark sich äussert gegenüber bestimmten Menschen und Situationen.

„Auch der Besessenheitswahn der Angeklagten ist im Grunde nichts anderes als eine Art von Verfolgungswahn. Sie bildet sich fest ein, der Teufel sei in einem Apfel, den sie gegessen, in sie gefahren und wohne jetzt in ihr. Sie kennt aus anderen Besessenheitsgeschichten die abergläubische Mythologie: dass der in einem Menschen sitzende Teufel ganz besonders aufgeregt wird an heiligen Orten gegenüber von geistlichen Personen, heiligen Gegenständen, Bildern, beim Aussprechen heiliger Namen; dass er andererseits aber auch wieder zur Ruhe zu bringen ist durch das Kreuzeszeichen, Ausspruch des Namens Jesus und durch Prozeduren des Exorcismus. Von diesem Wahne bona fide beherrscht hat sie die letzten Monate gelebt und ist in diesem Geisteszustand in die Klinik eingetreten. Sie ist von dem Wahne deshalb befallen worden, weil sie partiell verrückt ist; sie bildet sich gerade so ein, vom Teufel besessen zu sein, wie andere partiell Verrückte sich einbilden, das Opfer von Freimaurern, Jesuiten und dergl. zu sein. Ein Mensch, der mit einem solchen Verfolgungswahn behaftet ist, verdient nun zwar für seine Person sehr unser Mitleid; und wenn er in gewalttätiger Weise gegen die eingebildeten Verfolgungen reagiert, kann er auch gefährlich werden. Aber immerhin ist die Sache in der Regel nicht so sehr schlimm, so lange die Umgebung des Verfolgungswahnsinnigen den Inhalt seiner Wahnideen nicht für objektive Wirklichkeit hält. Tritt aber dieser Fall ein, dann entwickeln sich meistens sehr fatale Folgen. Mit dem gewöhnlichen Verfolgungswahnsinnigen stimmt dann die Umgebung ein in die Reaktionen gegen die versteckten Feinde, hilft ihm diese suchen und bekämpfen, schliesst sich seinen gerichtlichen Klagen an u. s. f.; und dem Besessenen steht die gläubige Umgebung gegen den Teufel bei. In dem verschiedenen Verhalten der Umgebung, innerhalb und ausserhalb der Klinik, liegt die ganze Erklärung dafür, dass sie in der Klinik so rasch anscheinend ganz normal geworden ist. Sie hat auch hier zu Anfang ihres Aufenthaltes in ihren Besessenheitsäusserungen nicht nachgelassen, ehe das Kreuz gemacht oder der Name

Jesus ausgesprochen war; und man hat ihr anfangs auch noch einige Male diese Konzession gemacht. Alsdann wurde aber mit grösster Konsequenz daran festgehalten, dass die Szenen von selbst aufhören mussten, ohne dass man die Zeremonien vornahm, an welche sie sich draussen gewöhnt hatte. Um dies durchführen zu können, bedurfte es der klaren ärztlichen Erkenntnis, dass die Zustände, wenn sie auch etwas länger dauern, durchaus nichts Gefährliches an sich haben; und auf Grund dieser Erkenntnis war ein falsches Mitleid zu überwinden, an welches die p. Hein anfänglich selbst am meisten appellierte, indem sie sagte: es sei doch grausam, einen Menschen so leiden zu lassen; man solle durch Bekreuzigung oder Aussprechen des Namens „Jesus" den Teufel zum Stillschweigen bringen. Als man dies nicht tat, so dauerte zwar anfänglich der Zustand lange an, bis gegen eine Stunde, aber bald war der grosse Vorteil erzielt, dass er schliesslich von selbst aufhörte. Damit war das Wesentliche erreicht, und von da ab ging Alles ganz leicht.

Ein paar Tage kamen Anfälle noch regelmäßig, wenn ihr ein Heiligenbild gezeigt oder religiöse Dinge vor ihr genannt wurden. Da aber gar nichts geschah, um den Zustand zu beseitigen, und sie unter beständiger ärztlicher Aufsicht sich selbst überlassen blieb, so traten schon nach wenigen Tagen die Anfälle überhaupt nicht auf; und in der zweiten Woche konnte sie ohne jeden Anstand laut alle Gebete hersagen, Alles mit ansehen und anhören, was sie beim Eintritt in die ärgsten Zustände versetzt hatte. — Von ihrem Wahn ist sie aber durchaus nicht geheilt. Es wurden ihr nur durch vernünftige Gestaltung der äusseren Verhältnisse die Ausbrüche beschränkt; im wesentlichen wird sie aber zeitlebens partiell verrückt bleiben, und es ist nur zu hoffen, dass ihre Verrücktheit, wie dies häufig geschieht, später unter einer andern Form auftritt, und zwar in einer solchen, die auf die Bevölkerung weniger verderblich einwirkt.

Was nun die speziellen Beziehungen des im bisherigen charakterisierten Zustande zu § 51 R. Str. Ges. B. betrifft, so geht dem Gesagten zufolge mein Gutachten mit Bestimmtheit dahin:

„dass die p. Hein keine absichtliche und bewusste Simulantin, sondern eine partiell Verrückte, also eine geisteskranke Person ist.

„Ich wiederhole, dass der Beweis für diese meine Auffassung nicht streng objektiv zu führen ist, weil alle in Betracht kommenden Vorgänge und Erscheinungen auf rein subjektivem, an und für sich der Willkür des Subjekts zugänglichem Gebiete liegen. Wer also hartnäckig an der Annahme willkürlicher Bosheit festhalten wollte, könnte nicht strikte widerlegt werden. Ich erkläre aber auf meinen Sachverständigeneid „unparteiisch und nach bestem Wissen und Gewissen" und auf Grund meiner irrenärztlichen Erfahrung: dass ich persönlich keinen Zweifel daran habe, dass die p. Hein partiell verrückt, d. h. geisteskrank ist; dass mir die Annahme absichtlichen Betrugs und bewusster Verlogenheit, auf Grund meiner ganzen psychologischen Erfahrung, völlig unmöglich erscheint; und dass ich höchstens noch die dritte Möglichkeit offen lassen könnte, nämlich die: sie sei, in der Tat und objektiven Wirklichkeit, vom Teufel besessen. Wer dies glauben wollte, der brauchte sie allerdings weder für eine Lügnerin noch für partiell verrückt zu halten. Diese Annahme dürfte aber für mein Gutachten doch ernsthafter Weise nicht in Betracht kommen, zumal da auch die geistliche Behörde sich durchaus abweisend dagegen verhalten hat, ferner auch aus dem Bistum Eichstädt, anlässlich des bekannten Wemdinger Falles, folgende bischöfliche Erklärung vom 21. Dez. 1902 vorliegt (vergl. Pastoralblatt des Bistums Eichstädt, 1892, Nr. 37): „Es dürfe in jedem einzelnen Falle an dämonische Einwirkung so lange nicht gedacht werden, als eine natürliche Kausalität nicht gänzlich unmöglich erscheint." Da mir nun die „natürliche Kausalität" einer krankhaften Einbildung im vorliegenden Falle durchaus selbstverständlich und mit meiner gewöhnlichen psychiatrischen Erfahrung ohne jede Schwierigkeit übereinstimmend erscheint, so dürfte von keiner Seite ein Anlass vorliegen, in diesem Falle die Möglichkeit „übernatürlicher" Besessenheit ernsthaft ins Auge zu fassen und folglich es sich nur um die Alternative handeln: entweder führt die Hein boshafterweise eine betrügerische Komödie auf oder sie ist ohne ihre Schuld von dem Besessenheitswahn beherrscht.

„Nach dem oben Auseinandergesetzten spreche ich mich, nach bestem Wissen und Gewissen, für das letztere aus und erkläre somit:

„Dass bei ihr ein Zustand von krankhafter Störung der Geistestätigkeit vorhanden war;

„Dass ferner durch diesen Geisteszustand, in Bezug auf die inkrimierten Handlungen, ihre freie Willensbestimmung ausgeschlossen war; dies ergibt sich unter der gemachten Voraussetzung von selbst. Denn es handelt sich ja gerade nur um Handlungen resp. um ein Benehmen, das unmittelbarer Ausfluss ihres Wahns ist. Es wäre etwas ganz Anderes, wenn es sich um ein Delikt handelte, welches zu ihrem Wahn gar keine Beziehungen hätte, z. B. um ein Eigentumsvergehen. Man könnte dann zu dem Resultat kommen: dass sie zwar an partieller Verrücktheit leide, dass dieser Zustand aber ihre strafbare Handlung gar nicht beeinflusst habe und folglich auch, in Bezug auf diese, ihre freie Willensbestimmung nicht ausgeschlossen habe. Im vorliegenden Falle handelt es sich aber um keine anderen Delikte als um solche, die mit ihrem in Frage stehenden Geisteszustand unmittelbar gegeben sind, und wenn also dieser als ein krankhafter und nicht willkürlich gemachter anerkannt ist, so ergibt sich für die Delikte der Ausschluss der freien Willensbestimmung von selbst.

„Somit ist das Ergebnis meines Gutachtens, dass in Bezug auf alle der p. Hein zur Last gelegten strafbaren Handlungen der Tatbestand des § 51 R. Str. G. B. gegeben ist.

„Für den Fall, dass sich das Gericht diesem meinen Gutachten anschliesst, und dass dementsprechend Einstellung des Verfahrens oder Freisprechung erfolgt, so wird noch Justiz-Min.-Verfügung vom April 1894 in Betracht kommen, demzufolge die Staatsanwälte und Amtsanwälte angewiesen sind: sobald die Einstellung des Strafverfahrens oder Nichteröffnung des Hauptverfahrens oder die Freisprechung des Angeklagten in Frage kommt, mit der Distriktspolizeibehörde des Aufenthaltsortes ins Benehmen zu treten, damit dieselbe in der Lage sei, in jedem Falle die unverschieblichen Maßregeln rechtzeitig zu treffen etc.

„Falls dementsprechend verfahren wird, so wäre alsdann die Sache noch weiter zu prüfen unter dem Gesichtspunkte des § 80 Pol. Str. G. B.

„Dem Wortlaut dieses Paragraphen entsprechend, wird es sich allerdings in erster Linie handeln um ein „bezirksärztliches Gutachten", welches sich darüber zu äussern hätte, ob der Tatbestand des § 80 Abs. 2 vorliegt? Nachdem aber der Herr Bezirksarzt von Kissingen schon am 8. Mai 1895 sich in der Sache gutachtlich geäussert hat und dabei zu dem Resultat gekommen ist, der Zustand sei kein derartiger, dass § 80 Pol. Str. G. B. darauf Anwendung finden könne, so sehe ich mich veranlasst, auch noch diesen Punkt für alle Fälle im Nachstehenden eingehender zu erörtern und zwar speziell um der Möglichkeit willen, dass, falls die Frage nochmals praktisch werden sollte, die nachstehendem, auf gründlichem Studium des Falls beruhenden, Auseinandersetzungen auch für ein eventuelles weiteres bezirksärztliches Gutachten von Wichtigkeit werden könnten.

„In der zitierten gutachtlichen Äusserung vom 8. Mai 1895 ist zuerst hervorgehoben, dass bei der p. Hein „eine angeborene psychische Schwäche oder Irresein, Depressions- oder Exaltationserscheinungen, Halluzinationen oder Illusionen, Wahnideen etc. nicht beobachtet werden konnten".

„Dies kann bis zu einem gewissen Grade auch von mir zugegeben werden und steht bis auf das Wort Wahnideen nicht im Widerspruch mit meiner Auffassung, derzufolge es sich um eine „partielle Verrücktheit" handelt. Aber auch letztere Annahme müsste nach dem Gutachten deshalb als unzulässig erscheinen, weil das Benehmen der p. Hein bei den Äusserungen der Besessenheitsszenen „den Eindruck des Gemachten hervorrufe". Falls diese Annahme zuträfe, so läge also absichtliche Simulation vor, welche eventuell kriminell wäre, aber jedenfalls mit § 80 Pol. Str. G. B. nichts zu tun hätte.

„Das Gutachten bleibt aber auf diesem Standpunkt nicht konsequent stehen, sondern räumt des weiteren die Möglichkeit der krankhaften Natur des Benehmens ein, bestreitet aber die Berechtigung, den Fall als eigentliche Geisteskrankheit zu betrachten und zu behandeln. „Sie würde sich nicht für eine Irrenanstalt, sondern nur für eine Nervenheilanstalt eignen". Hierzu ist folgendes zu bemerken: Es handelt sich vor allem darum, ob die p. Hein eine „solche Person" ist, wie sie der in Rede stehende Paragraph des Polizeistrafgesetzbuches voraussetzt, d. h. ob sie geisteskrank ist. Erst wenn diese Frage bejaht ist, erhebt sich die Unterfrage, ob ihre „Unterbringung in einer Irrenanstalt oder ihre sonstige geeignete Verwahrung" anzuordnen ist, und unter letzteren Begriff könnte dann eventuell auch ihre Verbringung in eine andere Anstalt, statt in eine eigentliche Irrenanstalt, in Betracht kommen. Wird aber die Hauptfrage verneint, dann fehlt überhaupt jeder Rechtsgrund, ihr etwas gegen ihren Willen aufzuerlegen, und man kann sie dann in der freien Wahl ihres Aufenthaltes überhaupt durchaus nicht beschränken, abgesehen natürlich von einer eventuellen gerichtlichen Strafe. Etwas ganz Anderes wäre es, ihr einen ärztlichen Rat zu erteilen, den sie dann, je nach ihrem Belieben, befolgen könnte oder nicht. Von diesem Standpunkt aus könnte man ihr dann auch raten, sich nicht in eine gewöhnliche Irrenanstalt zu begeben, sondern in ein Institut, das man als „Nervenheilanstalt" bezeichnet. Wenn das Gutachten sagt, derartige Heilanstalten seien für Unbemittelte noch nicht vorhanden, so befindet es sich insofern im Irrtum, als gerade die psychiatrische Klinik der Universität Würzburg eine solche Nervenheilanstalt speziell für die arme Bevölkerung der stiftungsberechtigten Gemeinden in vollem Maße und ganz unentgeltlich darstellt, weshalb auch immer viele Kranke aufgenommen werden, die durchaus nicht geisteskrank, sondern nur „nervenkrank" sind. Diese treten selbstverständlicherweise immer freiwillig ein, da ein Zwang eben nur gegenüber von Geisteskranken ausgeübt werden kann. Wenn das Gutachten die Ansicht ausgesprochen hat, die interne Abteilung des Juliusspitals könne für die Aufnahme der p. Hein in Betracht kommen, so ist diese Meinung dahin zu berichtigen, dass alle derartige Kranken, für welche die Stiftung zahlt, nicht in die interne, sondern in die psychiatrische Klinik gebracht und hier auf Stiftungskosten verpflegt werden.

„Wenn das Gutachten (falls nicht überhaupt Alles absichtlicher Betrug sei) höchstens das Bestehen einer „Nervenkrankheit“ gelten lassen will, so ist in dieser Richtung folgendes zu sagen: Die Nervenkrankheit, um welche es sich handelte, wäre die sogenannte „Hysterie“, welcher Krankheitsbegriff in dem Gutachten auch ausdrücklich genannt ist in der Stelle: „Es ist Tatsache, dass hysterische Personen“ etc. Dieser Krankheitsbegriff ist an und für sich schon einer der unklarsten der Pathologie. Das Wort rührt her von ὑστέρα (uterus) und sollte ursprünglich nervöse Störungen bezeichnen, die ihren Ursprung in Erkrankungen der weiblichen Geschlechtsorgane haben. Nachdem diese Auffassung als durchaus irrtümlich allgemein anerkannt ist, hat man zwar das Wort noch beibehalten, aber es bezeichnet jetzt überhaupt einen sehr wenig klaren und schwer zu definierenden Krankheitsbegriff. Im Hinblick auf gerichtlich-polizeiliche Fragestellungen ist es aber ganz speziell notwendig, von diesem Begriff zu abstrahieren. Denn nach dieser Richtung handelt es sich um ganz andere Dinge, als darum, ob man einen Zustand als „hysterisch“ bezeichnen soll oder nicht. Wenn die Hysterie sich nur in der Einbildung von allen möglichen körperlichen Leiden äussert, so ist dieser Zustand zwar häufig auch als eine reine Geisteskrankheit aufzufassen; für die soziale Behandlung ist dies aber natürlich etwas ganz anderes, als wenn, wie im vorliegenden Falle, ein Besessenheitswahn existiert, welcher durchaus nicht für das betroffene Individuum allein in Betracht kommt, sondern auch die Umgebung wesentlich mitaffiziert.

„Wie ich oben auseinandergesetzt habe, bleibt in solchem Falle, wenn absichtliche Simulation einerseits, objektive Wirklichkeit des Inhalts der Einbildungen andrerseits ausgeschlossen ist, nur die Annahme krankhafter Verrücktheit, und damit ist der Zustand unter den Begriff der Geisteskrankheit subsumiert. Dann kann es sich, im Hinblick auf § 80 Pol. Str. Ges. B., nur noch darum handeln, ob auf die betreffende geisteskranke Person auch die in Abs. 2 dieses Paragraphen aufgeführten Merkmale zutreffen, und diese Frage ist deshalb im Nachstehenden noch speziell zu untersuchen.

„Das zitierte Gutachten hebt in dieser Richtung hervor, die p. Hein habe weder Angriffe gegen Personen oder fremdes Eigentum verübt, noch die öffentliche Sittlichkeit verletzt. Dieser Meinung steht aber jetzt die Tatsache gegenüber, dass inzwischen von Gerichtswegen eine Anklage gegen sie erhoben worden ist. Fasst man den Begriff Verletzung der „öffentlichen Sittlichkeit“ nicht bloss in dem einseitigen Sinne sexueller Anstössigkeit, sondern in dem weiteren des Ärgernis-Erregenden überhaupt, so liegt schon in der gegen sie erhobenen Anklage der Beweis, dass sie die „öffentliche Sittlichkeit verletzt hat“.

„Dass man aber den Begriff unmöglich bloss in dem engeren Sinne fassen kann, dürfte schon die einfache Überlegung lehren, dass man sonst einer geisteskranken Person gegenüber zwar dann ein Recht hätte, den Paragraphen anzuwenden, wenn sie durch obszöne, nicht aber dann, wenn sie etwa durch gotteslästerliche Reden Ärgernis erregte. Diese Konsequenz führte zu völligen Absurditäten.

„Dass die p. Hein tatsächlich durch die Ausbrüche ihres Besessenheitswahns schweres Argernis erregt hat und bei einem Rückfall auch in Zukunft wieder erregen würde, ist in der Anklageschrift so deutlich nachgewiesen, dass die Verpflichtung zum Einschreiten seitens staatlicher Organe ausser Zweifel stehen muss. Fraglich war nur, ob Gerichtsbehörden gegen die Unzurechnungsfähige vorzugehen haben.

„Wenn nun meine vorstehenden Ausführungen als richtig erachtet werden, so muss die Entscheidung im zweiten Sinne ausfallen und der Verwaltungsbehörde prinzipiell das Recht zuerkannt werden, nötigen Falles einzuschreiten.

„Ob dann von diesem Recht Gebrauch zu machen ist, wird ganz von den Umständen abhängen. Wenn in dem bezirksärztlichen Gutachten gesagt ist: „es ist nachgewiesen, dass die genannte Kategorie von Kranken dann, wenn ihre Auffälligkeiten grundsätzlich unbeachtet bleiben, das Interesse an ihren mehr oder weniger gemachten Symptomen verlieren und allmählich gesunden“, so stimme ich dem völlig bei. Aber eine solche grundsätzliche Nichtbeachtung hat sich eben gerade nur in der Klinik durchführen lassen, wie ich dies oben geschildert habe, und draussen wäre den Zuständen noch lange eine sehr schädliche Beachtung geschenkt worden. Wenn ein erheblicher Rückfall einträte, so würde jedenfalls nur ihre erneute Verbringung in die Klinik wieder, gerade so rasch wie das erste Mal, die Zustände beseitigen.

„Hinsichtlich des mitangeklagten Ehemannes bemerke ich noch, dass kein Grund vorliegt, ihn gleichfalls für geisteskrank zu halten. Denn in seinem Hirn ist der Besessenheitswahn nicht aus krankhaften Ursachen entstanden, sondern er hat nur den Wahn seiner Frau nicht als solchen erkannt und ihm deshalb Glauben geschenkt, es liegt aber auch kein Grund vor zu der Annahme, er habe wider besseres Wissen gehandelt. Denn sobald man den in der Bevölkerung noch lange nicht ausgerotteten Aberglauben berücksichtigt, an welchem er auch teil hat, so muss man zu dem Schluss kommen, dass er auf seinem Standpunkt nach Lage der Sache nicht böswillig gehandelt hat. Darin besteht ja eben das Gefährliche und Verhängnisvolle gerade des Besessenheitswahns, dass er so leicht Gläubige findet, und die Gefahr einer „psychischen Epidemie“ ist hier immer besonders gross. Produziert ein partiell Verrückter Wahnideen andern Inhalts, z. B. gewöhnlichen Verfolgungswahn, so ist die Gefahr viel geringer. Auch eine ungebildete Umgebung kann sich dabei in der Regel viel leichter davon überzeugen, dass es sich nur um krankhafte Einbildungen handelt, weil die Behauptungen einer Prüfung an der Wirklichkeit eher zugänglich sind. Man kann eher untersuchen, ob eine behauptete Vergiftung u. dergl. stattgefunden hat oder nicht. Dagegen ist die Behauptung, der Teufel sitze im Körper, keiner vernünftigen Untersuchung zugänglich. Wenn abergläubische Gesinnung dies überhaupt für möglich hält, so muss sie dann auch der bestimmten Behauptung im einzelnen Falle Glauben schenken.

„Diesem fatalen Umstand sind in früheren Jahrhunderten die Gräuel der Hexenprozesse entsprungen. Indem man die Behauptungen einiger Verrückten für Wirklichkeit nahm, zog man Hunderte und Tausende ins schrecklichste Elend. Um so ernster ist aber auch heutzutage die Verpflichtung der verantwortlichen Behörden, dafür zu sorgen, dass solche Verrücktheiten auf ihren Ursprungsherd beschränkt werden und bei der Umgebung kein Unheil stiften können." —

Dem Bezirksamt wurde Folgendes berichtet: „Nachdem Rubrikatin am Montag den 20. Mai 1895 in die Klinik eingetreten war, gelang es, schon innerhalb weniger Tage, zu erreichen, dass die Besessenheitsszenen aufhörten. Heute, nach Ablauf von 12 Tagen, ist sie schon so gebessert, dass ihr Verhalten in der Klinik als ein völlig normales bezeichnet werden kann. Da ich zugleich für das von mir geforderte Gutachten hinsichtlich der Anwendbarkeit von § 51 R. St. G. B. auf ihre Zustände keiner längeren Beobachtungszeit bedarf und da die Abwesenheit der Frau von Mann und Kindern für den Haushalt grosse Nachteile mit sich bringt, da ferner die einzige jetzt noch zu befürchtende Gefahr, dass sie nämlich, infolge der Torheit ihrer Umgebung, in Strahlungen rückfällig wird, auch nach einigen weiteren Wochen nicht wesentlich geringer wäre, so habe ich mich dazu verstanden, ihren und ihres Mannes dringenden Bitten nachzugeben und sie schon am Sonntag den 2. Juni 1895 zu entlassen. Ich werde dem Ehemann bei der Abholung auf das eindringlichste das Nötige einschärfen. Ich ersuche ausserdem hiermit ergebenst, dass auch seitens des Kgl. Bezirksamts für die nächste Zeit die Frau einer sorgfältigen Überwachung unterstellt und mir sofort berichtet werden möge, wenn sich wieder ein Rückfall zeigen sollte. Nachdem es so rasch gelungen ist, dem Zustand ein vorläufiges Ende zu bereiten, dessen Fortschreiten noch zu schwerem Ärgernis hätte führen müssen, so halte ich es nun vor allem für meine Pflicht, auch jeden Rückfall zu bekämpfen. Ich könnte dafür garantieren, dass, falls ein solcher einträte, die sofortige Versetzung in die Klinik der Sache wieder ein augenblickliches Ende bereitete."

Als der Ortsgeistliche von Strahlungen erfahren hatte, dass Frau Hein schon nach 12 Tagen aus der Klinik nach Strahlungen wieder entlassen werde, schrieb er folgenden Brief an mich:

„Die Befürchtung, dass hier ein Rückfall wieder eintritt, ist nur zu begründet, und dann werden die letzten Dinge ärger als die ersten werden; denn dann ist für die abergläubische Menge erst recht der Beweis geliefert, dass die p. Hein vom Teufel besessen ist.

„Gestatten mir Ew. Hochwohlgeboren auch noch eine vertrauliche Bemerkung über den Inhalt der Briefe und besonders des letzten Briefes. Wenn die p. Hein jemals in ihrem Leben so besorgt gewesen wäre, wie sie sich hier gibt, wäre sie gar nicht so weit gekommen — in wirtschaftlicher Beziehung — wie sie jetzt ist. Das Verstellen scheint sie überhaupt recht gut zu können; ich konnte mich niemals ganz des Gedankens erwehren, dass bei der ganzen Krankheit die Kunst dem natürlichen Verlauf etwas nachgeholfen hat; ich rede da mit meinem Laienverstand. Was die von Ew. Hochwohlgeboren gewünschte Mitwirkung der geistlichen Behörden anlangt, so muss ich sagen, dass alle zuständigen Behörden, der Pfarrer, das bischöfl. Dekanat, das Hochwürdigste bischöfl. Ordinariat durch Belehrung den Ehemann der p. Hein über den Zustand der Frau aufzuklären suchten, dass aber die ständig gleiche Antwort die war: „meiner Frau kann nur geholfen werden, wenn der Teufel ausgetrieben wird". War doch der Vitus Hein so frech oder so dumm, ich glaube eher das erstere, dass er, von Seite der weltlichen Behörde in die Enge getrieben, von mir ein Zeugnis verlangte, dass seine Frau besessen sei. Er wird, das fürchte ich mit allem Grund, seine Frau als eine Besessene wieder aus Würzburg bringen."

Es ging aber doch besser, als der Pfarrer befürchtete. Denn bis jetzt trat kein erheblicher Rückfall mehr ein, und die sensationellen Momente sind beseitigt. Aus Berichten aus Strahlungen über ihr Verhalten im allgemeinen ist zu schliessen, dass sie in latenter Paranoia als eine äusserst schlumpige und verdrehte Person, ihren Haushalt miserabel versehend, dahin lebt, aber durchaus keine Sensation mehr macht.

---

In beiden Fällen bildet ein Fall psychischer Abnormität den Ausgangspunkt für eine lebhafte psychische Erregung einer grösseren Volksmenge, und beide Male fiel ein Mensch durch schwere psychische Erkrankung der allgemeinen Erregung zum Opfer.

Zunächst wollen wir untersuchen, wie diese 3 Gruppen psychisch Alterierter sich vom Standpunkt des Klinikers beurteilen lassen, und dann, wie weit hier psychische Momente als ätiologische Faktoren zulässig sind.

Daraufhin sei erörtert, welche Gruppen von psychischer Übertragung überhaupt mit zureichenden Gründen aufgestellt werden können.

In dem ersten Falle, der sich in Trennfeld, einem kleinen, weltentlegenen Dörfchen der Spessartgegend abspielte, handelt es sich um eine Entwicklung, die gewisse ähnliche Züge mit der Vorgeschichte des Wunders von Lourdes nicht verkennen lässt, ohne dass wir an dieser Stelle den Versuch machen wollten, die Parallele weiter auszuziehen.

Den Ausgangspunkt nahm die Angelegenheit von der 10jährigen, körperlich stark entwickelten, doch bleichsüchtigen Katharina Eitel, die nach Aussage des Pfarrers schwach talentiert war und von einer geistig wenig beanlagten Mutter stammte. Das Kind will beim Viehhüten, ½ Stunde vom Dorfe entfernt, die Muttergottes gesehen haben. Seine Mutter nahm sich der Sache an und beruhigte sich nicht mit den zur Vorsicht mahnenden Worten des Pfarrers. Nach einigen Wochen kam sie vielmehr wieder und behauptete, abermals habe das Kind die Erscheinung gehabt, eine schwebende weisse Frau mit Krone und blauem Schleier, die ihm nun die Hände gegeben und zu ihm gesprochen habe. Weitere Einzelheiten über das Aussehen der Erscheinung, die Berührung usw. waren nicht zu ermitteln, nur der Inhalt der vermeintlichen Reden wurde wiedergegeben und entsprach in seiner Belanglosigkeit ganz dem geistigen Niveau naiver Landbewohner und wohl auch dem eines 10jährigen Dorfmädchens. Die Ermahnungen des Pfarrers fruchteten nichts, vielmehr redete die Mutter voll Stolz viel über ihr Wunderkind und bald schlossen sich Neugierige und Gläubige den Exkursionen an, die sich den Gebräuchen kirchlicher Wallfahrten annäherten. Es wurde gesungen und gebetet und das Kind behaup der Stelle wieder jene Erscheinung zu haben, die es nicht für unter ihrer Würde hielt, auf törichte, kindliche Fragen zu antworten.

Die Teilnahme der Bevölkerung wurde lebhafter, sobald behördliche Einmischung als neuer psychischer Faktor hinzukam. Die Leute, die schon zu hunderten an den Ort der Erscheinung wallten, wurden durch Wendungen wie Schwindel und Aberglauben zum Widerstande gereizt, um so mehr, als der Bürgermeister des Ortes der Onkel des Kindes war und sich den behördlichen Anordnungen keineswegs fügen wollte. Mittlerweile war die erregte Teilnahme auch zu einer ergiebigen Geldquelle für die Familie des Kindes und, da auswärtige Besucher erschienen, auch für die Ortschaft geworden, was den Widerstand nur noch mehr bestärken musste.

Anzuerkennen war die reservierte Haltung des Ortspfarrers, der mit Ermahnungen an Mutter und Kind nicht sparte, seine Teilnahme an den Wallfahrten nach der Erscheinungsstelle verweigerte, in der Kirche nicht darüber sprach, Geschenke ablehnte und die Angelegenheit auf natürlichem Wege zu erklären suchte. Mit seiner Annahme von Sinnestäuschungen und Hysterie war er durchaus auf der richtigen Spur und besonders treffend ist seine Verweisung auf den Rat des Gamaliel in der Apostelgeschichte, der angesichts des Auftretens von Sektirern mit grossem Anhang das Abwarten als die beste Maßregel hingestellt und erklärt hatte: „Ist der Rat oder das Werk aus den Menschen, so wird es untergehen, ist es aber aus Gott, so kann ich es nicht dämpfen.“

Folgenreicher für die Entwicklung der allgemeinen Erregung war jedoch das Verhalten auswärtiger Geistlicher, die freilich nicht die Verantwortung wie der Ortspfarrer dabei zu tragen hatten. Sie sprachen in der Kirche über die Begebenheit, beteiligten sich an den Wallfahrten und vollzogen die Weihe des von den Wundergläubigen gestifteten, höchst stattlichen Denkmals. Mittlerweile war die Beteiligung im Dorf so gut wie allgemein geworden, die Bewohner der Nachbardörfer strömten in Scharen herzu und von weiterher, selbst aus dem Preussischen und Württembergischen, kamen Besucher. Der weibliche Teil der Bevölkerung war wohl von vornherein mit Leib und Seele dabei, die Männer liessen sich, wie sie hinterher dem Pfarrer zugaben, alsbald überreden und überwanden ihren Zweifel, mochten nach aussen hin nicht als ungläubig gelten und schämten sich später auch zuzugeben, dass sie Unrecht gehabt hätten.

Wohl verlief die Wunderhandlung stets in derselben eintönigen Weise, indess sorgte die Menge selbst für das nötige Anwachsen der Erregung durch Gebet und Gesang, vor allem aber auch durch die Angaben einzelner besonders empfänglicher Personen, die schon den Einfluss der Wunderwirkung zu verspüren glaubten. So wollte ein Kondukteur nachts ein Licht an dem Ort gesehen haben, andere meinten, sie seien durch den Gebrauch der Erde jenes Platzes geheilt worden; dass eine Frau, die von der Erde gegessen, heftige Magenkrämpfe bekam, reichte nicht hin, die Erregung zu dämpfen.

Nachdem die Angelegenheit schon etwa ½ Jahr gedauert, zog sich das Kind samt seiner Mutter zurück mit der Angabe, die Muttergottes wolle nicht mehr erscheinen, es sollte jetzt ein Dreifaltigkeitsbild und eine Marienstatue aufgestellt werden. Aus der beigegebenen Vignette (Seite 18) ist zu erkennen, welche Geldmittel die arme Bevölkerung in ihrer Begeisterung aufgebracht haben mag. Augenscheinlich noch beträchtlich mehr hat die Familie des Kindes bekommen, wenn man sich erinnert, dass noch im folgenden Herbst bei einem Manne 213 Mark eingegangen waren. Nach Monaten, als die Erregung und Beteiligung an den Wallfahrten, wohl im Anschluss an die vorsichtige Zurückziehung des Kindes, zeitlich vielleicht auch im Zusammenhang mit den dringenden Erntearbeiten, doch offenbar etwas abgenommen hatte, hielt der Pfarrer den Zeitpunkt für gekommen, seine Gemeinde energisch darüber aufzuklären, dass die ganze Sache, die durch Täuschung und Betrug entstanden wäre, jetzt zu Ende sei. Die Mitglieder der Gemeinde- und Kirchenverwaltung gaben jetzt Gehör und sorgten, dass die übrigen Einwohner, auch die Frauen, zur Ruhe kamen.

Ein Nachspiel bildet die Episode des Jessberger, der 7 besonders wundergläubige, in heruntergekommenen Verhältnissen lebende Familien zusammenhielt und mit ihnen in seinem Hause Betstunden veranstaltete, worüber er geistig erkrankte, so dass er, fast 2 Jahre nach dem Aufhören der angeblichen Erscheinungen, in die Klinik gebracht werden musste, in der er starb. Dieses Schicksal Jessberger's brachte auch den Rest der Wundergläubigen zur Vernunft, der Einfluss jener Begebenheit war damit erloschen.

Bei der 10jährigen Katharina Eitel handelt es sich, soweit das Material einen Schluss erlaubt, um einen jener nicht gerade seltenen Fälle, dass ein hysterisch veranlagtes, intellektuell keineswegs hervorragend entwickeltes Kind über ein angebliches Erlebnis berichtet, das den Charakter des Auffallenden und vielfach auch des von vorne herein Unmöglichen trägt, im übrigen aber dem Vorstellungskreis des Kindes durchaus angemessen ist; wird doch gerade darauf hingewiesen, dass dem Kinde einige Zeit vorher vom Lehrer ein Muttergottesbildchen geschenkt worden war. Ob das Kind in der Einsamkeit seiner Hirtentätigkeit eine Trugwahrnehmung hatte oder ob es sich nur um eine Reproduktionsillusion, um einen Vorgang aus dem Bereiche der Pseudologia phantastica handelte, lässt sich heute nicht mehr entscheiden. Die Angabe in dem Bericht des Epileptikers Bils, dass 2 Schwestern von 9 und 11 Jahren die Erscheinung gesehen hätten, mag in ihrem Widerspruch zu dem zuverlässigeren Bericht des Pfarrers mehr auf der legendenartigen Ausschmückung der Begebenheit durch die Dorfeinwohnerschaft beruhen; immerhin kommen ja auch simultane Illusionen vor, ebenso wie auch hinsichtlich der erwähnten krankhaften Phantasieprodukte eine Übertragung von einem Kind auf das andere denkbar wäre.

Bei den angeblichen Wiederholungen der Erscheinung steht wohl im Vordergrund der Einfluss der hochmütigen und beschränkten Mutter auf das Kind. Sie lief mehrmals zum Pfarrer, kolportierte zweifellos eifrig die Angelegenheit, zog mit den Wundergläubigen auf das Feld. Das Benehmen des Kindes erweckt den Eindruck der Dressur, es wiederholt immer dieselbe Äusserung, macht dieselben Gebärden auf dem Felde, streckt die Hände aus und verdreht die Augen nach oben. Vor allem während der angeblichen Erscheinung selbst flüstert das Kind die vermeintlichen Antworten der Erscheinung seiner Mutter zu, die sie dann der Menge mitteilt.

Gerade in dem Aufhören der Erscheinungen am Gründonnerstag ist ein Umstand zu erkennen, der von aussen, von der Mutter her, auf das Kind ausgeübt sein mag. Die Menge liess sich bisher nicht dämpfen in ihrer Erregung, das hysterische Mädchen hätte auch keinen Anlass dazu empfunden, aber der Mutter, der ja nun ohnedies beträchtliche Spenden zuflossen, war schon vorher eine behördliche Strafeinschreitung wegen unredlichen Verfahrens usw. in Aussicht gestellt worden.

Dass schliesslich die weitere Entwicklung der K. Eitel sich im Bereich des Normalen abspielte, entspricht der in vielen Fällen ganz günstigen Prognose hysterischer Zustände im Kindesalter. Für ein mehr episodisches Auftreten der Psychologia phantastica ist ja der aus dem „Grünen Heinrich“ bekannte Vorgang aus dem Leben Gottfried Kellers ein klassischer Beleg.

Der Eindruck, den die Angaben der psychisch damals nicht normalen K. Eitel auf die Umgebung machten, betraf ausserordentlich zahlreiche Personen, in verschiedener Intensität, am stärksten den Jessberger. Bei seinem Beispiel lässt sich in schlagender Weise erkennen, wie leicht die älteren Psychiater zur Annahme psychischer Krankheitsursachen gelangen konnten. Das bei der Aufnahme in die Klinik mitgegebene ärztliche Zeugnis meint denn auch, dass Jessberger, der ein ganz normaler, nicht belasteter Mensch von etwas religiös schwärmerischer Neigung sei, lediglich aus Anlass der Muttergotteserscheinung in Trennfeld psychisch an „Mania religiosa“ erkrankt sei. Gerade diese ad hoc konstruierte psychiatrische Diagnose zeigt wieder, wie sehr Vorsicht mit unseren symptomatischen Bezeichnungen notwendig ist, bei denen dann auch der attestierende Arzt sich zu leicht beruhigt, indem er sie für ätiologisch inhaltsvoll ansieht und darüber Nachforschungen über die Vorgeschichte versäumt.

Aus der ausführlichen Krankheitsgeschichte ergab sich zunächst eine Reihe von Anhaltspunkten dafür, dass eine weitreichende hereditäre Belastung des Jessberger vorliegt, indem sein Vater, seine Schwester, sein Sohn und sein Bruderssohn psychisch nicht intakt waren, und dass ferner Jessberger selbst zeitlebens keineswegs als normal gelten konnte. Schon als 6jähriger Knabe erschien er dem Lehrer minderwertig, später genügte er nicht im geringsten den bescheidenen Anforderungen der Dorfschule. Die Annahme einer Imbezillität ist darnach nicht von der Hand zu weisen, freilich erreichte der Schwachsinn nur einen mäßigen Grad, so dass der zu dem anergetischen, gutmütigen Typus der Imbezillen zu rechnende Patient wenigstens in seinen einfachen dörflichen Verhältnissen bleiben, heiraten und sich mit Fleiss und Sparsamkeit leidlich durchs Leben schlagen konnte. Wie so oft die Imbezillen, zeigte auch er Schwankungen in seinem Verhalten, Zeiten eines auffallenden, bald geizigen, bald verschwenderischen Auftretens, eines exzentrischen und rechthaberischen Gebahrens. Die oben namhaft gemachten Einzelzüge, so der Rückkauf soeben erst verkaufter Objekte, die sinnlosen Pumpereien, das törichte Benehmen seinem Spitznamen gegenüber, die Schlamperei im Essen, all das erinnert an die Absurdität und Maniriertheit vieler Patienten aus der Gruppe der Dementia praecox, wiewohl tikartige Handlungen, wie sie bei diesen Kranken, doch auch bei einzelnen von Kind auf Schwachsinnigen zu finden sind, sonst bei Jessberger nicht vorkamen.

Nun tritt im 59. Lebensjahre des Jessberger eine starke psychische Abnormität an den Tag, die seine Überführung in die Irrenklinik notwendig werden liess. Als die Wunderbegebenheit schon in der Wirkung auf die Bevölkerung nachliess und sich die Mehrheit der Gläubigen verlief, da hielt ein kleines Häuflein unter Führung des bigotten Jessberger an dem Wunderglauben fest. Er richtete in seiner Wohnung ein Betzimmer ein, hielt Betstunden mit dem Kinde ab und verrichtete im Zusammenhang mit der Angelegenheit auffallende Handlungen, so besorgte er in einer seine Vermögensverhältnisse übersteigenden Weise Geschenke an die Armen; ob es sich dabei um die Wirkung von Sinnestäuschungen religiösen Inhalts handelt, wie der attestierende Arzt annahm, entzieht sich gänzlich dem sicheren Nachweis. Am 12. März 1894 trat die Störung lebhafter an den Tag, Jessberger unterbrach in auffallender Weise den Gottesdienst durch Geschrei, auffallende Gebärden und Handlungen. Die Erregung nahm zu, der

Schlaf blieb aus, dem Arzt gegenüber verhielt sich der Patient ablehnend.

In der Klinik dauert die Erregung noch einige Wochen an, Jessberger redet viel von religiösen Dingen, begeht absurde Handlungen, ist zerstörungssüchtig. Dann verweigert er die Nahrungsaufnahme und schliesslich stirbt er nach tiefgreifendem körperlichen Verfall.

Dass der hämorrhagische Erguss in der Dura mater wahrscheinlich durch ein Trauma während der Erregungszustände hervorgerufen wurde, ist bereits erwähnt.

Die Ansicht des Landarztes, wie auch der Bewohner Trennfelds, denen die Psychose und der Tod des Jessberger die endgiltige Ernüchterung von ihrem Wunderglauben brachte, trifft zweifellos nur in geringem Maße zu. Dass Jessberger schon vor der Wunderbegebenheit geistig abnorm war, ist jetzt festgestellt. Dass aber auf der Basis dieser psychopathischen Disposition, dieser Imbezillität die neue Psychose infolge der Wunderangelegenheit hervorgerufen wurde, kann nur mit einer gewissen Reserviertheit behauptet werden. Die Erscheinungen bei der K. Eitel selbst hörten im Frühjahr 1892 auf, in der nächsten Zeit herrschte wohl noch lebhafte Erregung unter den Wundergläubigen, in der sie die Bildsäule errichteten und namhafte Summen für das Wunderkind zusammenbrachten, aber im Herbst 1892 hatte sich die Erregung auf 7 Familien reduziert, als deren Führer nun Jessberger gewählt worden war. Mag er in der folgenden Zeit auch in seinen Betstunden mit dem Kind Eitel sich allmählich immer auffallender benommen haben, so ist doch zweifellos, dass erst am 12. März 1894, also volle 1 1/2 Jahre nach dem Antritt seiner Führerschaft der letzten Wundergläubigen, die Krankheit des Jessberger einen erneuten Schub machte, der ihr einen so akuten Charakter verlieh, dass Anstaltsinternierung erfolgen musste. Von einer auslösenden Funktion der letzten Wunderbegebenheit auf den disponierten Jessberger kann daher nur unter beträchtlichen Einschränkungen gesprochen werden. Es handelte sich im wesentlichen um den Ausbruch eines akuten Stadiums bei einem von früh auf psychisch abnormen, intellektuell ziemlich tiefstehenden Menschen. Dass bei Imbezillen die Möglichkeit einer akuten Verschlimmerung besteht, muss immer wieder betont werden, vor allem hat ein solcher Hinweis ja auch beträchtliche praktische Bedeutung angesichts der Ansprüche der Idiotenanstalts-Lehrer und -Geistlichen, die die Imbezillität als einen vermeintlich stets stationären Folgezustand früherer geistiger Erkrankung dem Forum des Irrenarztes vorenthalten möchten. Bemerkenswert ist immerhin das verhältnismäßig hohe Lebensalter von fast 60 Jahren, in dem bei Jessberger dieser akute Schub erfolgte, ohne dass die Affektion jetzt bereits irgend welche senilen Züge aufwiese. Zuzugeben ist, dass demgegenüber auch die Ansicht ihre Berechtigung hätte, Jessberger sei zur Dementia precox auf imbeziller Basis veranlagt gewesen und habe nun im späteren Alter erst ein akuteres Stadium erlitten. Post festum ist eine Entscheidung über diese klinische, hier aber nur in zweiter Linie interessierende Frage nicht mehr möglich.

Dass die Wunderbegebenheit mit ihrer Aufregung, der Kampf gegen die behördlichen Anordnungen, die Führerschaft unter den renitenten 7 Wundergläubigen nebst Familien, die eifrigen Andachten mit dem Eitelkind im eigenen Hause bei Jessberger den Eintritt der Exacerbation seiner psychischen Anomalie begünstigt haben, das lässt sich wohl zugeben. Die erhöhte Empfindlichkeit für die erregenden Einflüsse der Wunderbegebenheit aber brachte er von früh auf schon mit sich. Nicht zu beweisen wäre die Annahme, dass nach jener Richtung hin die ausschliesslich auslösende Ursache der akuten Episode zu suchen sei und Jessberger ohne die Wunderbegebenheit zeitlebens psychisch ruhig geblieben wäre. Von einer psychischen Infektion in dem Sinne, dass lediglich der Umgang mit dem abnormen Mädchen und die intensive geistige Beschäftigung mit den religiös-mystischen Vorstellungen einen vordem geistig intakten Menschen zum Irrsinn getrieben hätte, kann schlechterdings keine Rede sein.

Es bleibt noch der 3. Faktor bei der Wunderbegebenheit, die Volksmenge in ihrem eigenartigen psychischen Verhalten, zu betrachten. Die Wundererzählung fiel auf einen fruchtbaren Boden. Ganz treffend sagt der Pfarrer: „Unsere heilige

Kirche lehrt, dass Wunder und Erscheinungen möglich sind". Über einen genügenden intellektuellen Fonds von hemmenden Vernunftgründen verfügten die Dorfbewohner zum grössten Teile nicht. Dass sie alsbald alle an die Angaben des Kindes glaubten, das darf bei ihnen noch keineswegs als ein Abweichen von ihrem Normalverhalten betrachtet werden. Etwas anderes ist es mit dem Übergang in das Gebiet des Handelns, mit den Wallfahrten, dann den absonderlichen Handlungen, wie Erde essen von der betr. Stelle, und vor allem auch mit den Geldspenden, die, wie die angegebenen Beispiele beweisen, eine für bäuerliche Verhältnisse recht beträchtliche Höhe erreichten.

Hier handelt es sich um ein Aktivwerden der entsprechenden Vorstellungen, das im wesentlichen dadurch ermöglicht wurde, dass zu jenen Vorstellungen ein lebhafter Gefühlston hinzutrat. Derartige Gefühlsmomente, die aus den wundergläubigen Vorstellungen Antriebe zu jenen Handlungen erwachsen liessen, liegen fürs Erste in der menschlichen Neugier, die unter den monotonen Verhältnissen des Landlebens, vor allem während der Entwicklungszeit des Trennfelder Wunderglaubens, in dem arbeitslosen Winter, besonders ungesättigt ist; weiterhin in der menschlichen Eitelkeit, die gerade bei der Mutter des Kindes am deutlichsten zu Tage trat, aber auch zweifellos in den übrigen Dorfgenossen erwachte, die stolz darauf waren, dass ihrem weltvergessenen Winkel eine solche Bevorzugung zu teil geworden war; dann in der Erwartung irgend welchen Gewinnes, sei es, dass eine unbestimmte Hoffnung auf Vorteile und Segnungen im Sinne des kirchlichen Glaubens auflebte, so wie der Epileptiker Bils von unserm Jessberger annahm, dass dieser „in seiner Not" zum Wunderort gegangen sei, um Hilfe zu bekommen, sei es auch, dass eine rein irdische Gewinnsucht zur Geltung kam, als die Bewohner der Nachbarorte und auch entfernterer Gegenden erschienen und dem Wunderkinde Geschenke, dem Ort aber jedenfalls auch Gelegenheit zum Verdienen mitbrachten. Wie gewöhnlich, zeigten sich die weiblichen Einwohner am empfänglichsten für die Wundervorstellungen.

In welcher Weise auch die Männer ihre anfänglichen

Zweifel überwandten und schliesslich mitwirkten, das ist schon oben im Anschluss an die treffende Bemerkung des Pfarrers besprochen worden: erst die Abneigung vor dem Widerspruch der Frauen, dann die Angst, als ungläubig verschrieen zu werden, weiter die Scheu davor, einen Irrtum eingestehen zu müssen, und dazu kam zu guterletzt wohl auch noch die Gewinnsucht.

Sobald aus dem Dutzend Neugieriger einmal erst hundert mehr oder weniger Gläubige geworden waren, lief die Geschichte von selbst, sogar noch nach dem Rückzug des Eitelkindes am Gründonnerstag 1892. Als unterstützendes Moment kam noch dazu das Verhalten der Geistlichen der Nachbarschaft und die Opposition gegenüber den behördlichen Eingriffen.

Dass unter der grossen Menge sich auch einzelne besonders suggestible Personen fanden, die einen ersichtlichen Einfluss des Wunderortes zu erkennen vermeinten, so das Auftauchen eines Lichtes bei Nacht oder die Heilwirkung der Erde von jener Stätte, ist leicht verständlich und musste die Ausbreitung des Wunderglaubens weiterhin begünstigen, während natürlich das Ausbleiben der erhofften Wundertaten oder gar das Erkranken der Frau infolge des Genusses der Erde von jener Stelle rascher vergessen wurde. Bei der Errichtung der steinernen Bildsäule und deren Einweihung lag die Möglichkeit vor, dass die wundergläubige Begeisterung und die Wallfahrten zu einer dauernden Einrichtung wurden. In der Tat konnte zur Verhütung dessen von der obrigkeitlichen Seite, vor allem vom Ortspfarrer aus, nichts Klügeres geschehen, als ein zunächst passives Verhalten. Daraufhin, als während eines halben Jahres weitere Sensationen ausblieben und die arbeitsreiche Erntezeit wohl notgedrungen den Zustrom der Landleute reduziert hatte, konnte der energische Einspruch des Pfarrers auf Erfolg rechnen. Tatsächlich erreichte diese Politik ihr Ziel, die älteren Männer in der Gemeinde folgten zuerst den Ermahnungen und brachten es dahin, dass schliesslich die Wallfahrten ganz aufhörten. Nur in dem Häuflein der besonders empfänglichen 7 Familien wirkte die Erregung noch weiter, wohl im wesentlichen unter dem Einfluss des krankhaften, fanatischen Jessberger, bis dessen Anstaltsverbringung und Tod auch hier heilsamen Schreck und dann Beruhigung verursachte.

Der ganze Vorgang mit seiner allmählichen Entwicklung im Anschluss an eine psychopathisch bedingte, auffallende Begebenheit, in dem numerischen Anschwellen und auch der qualitativen Ausbildung bis zu Handlungen, die schon von dem normalen, intellektuell geleiteten Verhalten der ruhigen Landbevölkerung erheblich abwichen und bei einzelnen in ihrer lebhafteren Suggestibilität deutlich psychopathischen Charakter annahmen, mit seiner Verstärkung durch äussere Unterstützung und Eingriffe, mit dem allmählichen Abklingen während der ohne weitere Sensationen verlaufenden Folgezeit, dem schliesslich wirksamen, ruhigen Einspruch durch den Pfarrer, mit jener zähen Nachwirkung unter der Führung eines psychopathisch besonders empfänglichen Menschen und dem völligen Erlöschen jeder Erregung nach dem Verschwinden dieses Führers: all das kann geradezu als Paradigma gelten für eine psychische Epidemie, wie sie in grösserem Maßstabe etwa die Kinderkreuzzüge darstellten. Unter mittelalterlichen Verhältnissen hätte sich die Angelegenheit sehr wohl zu einem geradezu bedenklichen Umfang noch auswachsen können. Das Psychopathische spielt wohl eine Rolle dabei, einmal durch den besonders packenden und erregenden Einfluss, den eine psychisch abnorme Persönlichkeit auf minder Gebildete ausüben kann, dann auch dadurch, dass disponierte Personen für solche Einflüsse besonders empfänglich sind, keineswegs aber kann von einem psychisch direkt krank machenden Einfluss solcher epidemischen Erregungen die Rede sein.

Das Gegenstück, unser 2. Fall, spielte sich ab in einem Dorfe in der Rhöngegend. Auch hier breitete sich von einer psychisch abnormen Person die Erregung über die Umgebung und mehrere Ortschaften aus, auch hier war eine schwere geistige Erkrankung, scheinbar verursacht durch jene Angelegenheit, zu verzeichnen, auch hier trat allmählich, unterstützt durch den ernüchternden Eindruck dieser geistigen Erkrankung, sowie der Anstaltsinternierung der primär abnormen

Person, unter den Dorfgenossen die Beruhigung ein, bei korrektem Verhalten des Ortspfarrers, während ein Pfarrer in der Nachbarschaft die Erregung entschieden geschürt hatte.

Wie aus dem obigen Bericht hervorgeht, war eine Frau psychisch erkrankt, man hielt sie für vom Teufel besessen, worauf ein Pfarrer der Nachbarschaft den Exorcismus vornehmen wollte. Einer alten Bäuerin wurde dabei der Vorwurf gemacht, sie sei eine Hexe und habe jene Frau verzaubert; diese Greisin erkrankte im Anschluss daran psychisch und brachte sich ums Leben.

Dem obigen Bericht habe ich noch hinzuzufügen, dass der damals als Teufelsbanner fungierende Pfarrer in seiner Gemeinde hoch angesehen fortwirkte, bis er am 7. Juli 1903 unter lebhafter Teilnahme der Dorfbewohner starb.

Weiterhin habe ich Gelegenheit genommen, die Ortschaft Strahlungen aufzusuchen, um nachzuforschen, ob irgend welche Erinnerung an die Begebenheit noch vorhanden ist, und vor allem, um die dort noch lebende Frau Hein, deren geistige Erkrankung den Anstoss zu jener psychischen Epidemie gegeben, einer erneuten Untersuchung zu unterziehen.

Der Bürgermeister des Orts ging nicht gerne auf die Besessenheitsgeschichte ein, stand ihr jetzt auch skeptisch gegenüber, schilderte aber doch noch den ausserordentlich erregenden Einfluss der Begebenheit auf das ganze Dorf, das damals den Kopf verloren habe; die auffallenden Zustände bei Frau Hein seien seiner Ansicht nach jetzt verschwunden.

Die Frau Hein wohnt mit ihrem Manne und ihren Kindern in einem Häuschen nahe am Dorfausgang, das auf den ersten Blick ziemlich grosse Unordnung erkennen lässt. Die Familie hat 5 Kinder im Alter von 9 bis 23 Jahren. Frau Hein hat hinsichtlich der Vorgänge jener Zeit noch keinerlei Krankheitseinsicht, sagt aber, es gehe jetzt alles gut. Doch werde sie noch von Zeit zu Zeit geplagt, es komme dann über sie und sie müsse ringen, sie liege manchmal ganz starr im Bett, sie könne die Wörter nicht mehr herausbringen, müsse das Gesicht verdrehen, auch würge es sie im Halse beim Essen, die Speisen könne sie nicht schlucken. Erst wenn sie geweihte Sachen daran bringe, könne sie schlucken, und wenn der Mann ein Kreuz mache, sei es wieder gut. Auch in der Kirche reisse es sie manchmal herum, so dass sie mit den Ellbogen die Nachbarn anstosse und Niemand neben ihr sitzen wolle. Bald dauere die ruhige Zwischenzeit 4 oder mehr, meist 14 Tage. Sie müsse sich darum alle 14 Tage (beim Abendmahl) speisen lassen, dass es vergehe. Heute sei der Tag, heute komme es wieder.

Alle diese Äusserungen bringt sie auf eingehendes Befragen vor, mit ausdruckslosem Lächeln, keineswegs um irgendwie damit zu renommieren. Der Mann schien auch nicht Alles zu wissen und der hinzukommende Bürgermeister war ganz erstaunt, dass doch noch solche Dinge bei der Frau vorkämen, die er schon für ganz gesund gehalten habe. Über irgend welche Vorstellungen der Besessenheit vom Teufel spricht sich die Patientin ebensowenig aus wie über die früheren Ereignisse.

Bei der Untersuchung lässt sich als bemerkenswert nur angeben, dass eine etwas lebhafte Pulsfrequenz von 96 Schlägen besteht und dass am Hals mehr nach der rechten Seite hin eine weiche, etwa taubeneigrosse Struma vorliegt.

Das Gedächtnis ist auffallend gut, wenn auch die Kenntnisse entsprechend dem Bildungsgang und Milieu der Frau recht dürftig sind. Sie weiss sich jedoch noch lebhaft an das Aussehen und den Namen von Patienten aus der Zeit ihres nur 13 Tage dauernden Aufenthaltes in der Klinik vor mehr als 8 Jahren zu erinnern. Das Verhalten ist im ganzen korrekt, beim Abschied trägt sie Grüsse an eine damalige, noch in der Klinik befindliche Patientin auf.

Schliesslich möchte ich noch einen nachträglichen Versuch erwähnen, aufklärendes Material über die ganze Angelegenheit, besonders die projektierte Teufelsaustreibung zu erhalten. B. Heyne, Anstaltsgeistlicher der Provinzialheilanstalt Münster i. W., hat in seinem Buch „Über Besessenheitswahn bei geistigen Erkrankungszuständen",*) in dem er sich bemüht, seinen Amtsbrüdern „die Krankheiten, die mit Besessenheit Ähnlichkeit haben, mit anderen Worten, den Besessenheitswahn unter den verschiedenen Formen geistiger Erkrankung" darzustellen, die

*) In „Seelsorgerpraxis" No. XIV, Paderborn 1904.

beiden Begebenheiten an der Hand eines Referats über einen Vortrag von mir besprochen. Auf eine besondere Anfrage bei dem Pfarramt zu Strahlungen (Seite 99 steht zweimal irrtümlich Trennfeld) wurde dem Autor mitgeteilt:

„Nicht die ganze Dorfschaft habe Verdacht gegen die alte Frau (Hexe) geäussert, sondern etwa der fünfte Teil. Etwa 80 von 580 Personen des Dorfes hätten eine Teufelsaustreibung verlangt. Der Ortspfarrer habe sich mit allen Mitteln widersetzt, der Kranken habe er den Rat gegeben, in eine Heilanstalt zu gehen; als Vorstand des Armenpflegschaftsrates habe er ihr eine Unterstützung erwirkt und die Überführung in die Klinik in die Wege geleitet. „Zugleich", so fährt der Bericht fort „erstattete er Anzeige bei der oberhirtlichen Behörde mit der Bitte, das Ordinariat möge dem Nachbarpfarrer die Weisung geben, von jeder Einflussnahme auf jene Person sich fernzuhalten. Die oberhirtliche Stelle, bei der die Kranke mit ihrem Ehemann vorstellig wurde behufs Erwirkung des Exorzismus, erliess eine Verfügung im Sinne des hiesigen Pfarrers."

„Die kranke Frau sei dann von einigen Männern zum Nachbarpfarrer geführt. Vor dem Kruzifixe am Wege habe sie sich gesträubt und sei dann wohl gewaltsam vorbeigeführt worden. Die ganze Einwohnerschaft sei nicht mitgezogen, sondern ungefähr 15 Personen von 580 Personen des Dorfes. Die kranke Frau sei auch wiederholt mit ihrem Mann zum Nachbarpfarrer gegangen, der Zulauf von Kranken aller Art hatte, weil er sich in der Medizin versucht und äusserst freigebig gegen arme Kranke war. Er sei auch so arm gestorben, dass kaum aus seinem Nachlass die Beerdigungsgebühren gezahlt werden konnten. Nach den Angaben im Pfarrarchiv und eines Augenzeugen habe er keinen Exorzismus vorgenommen, wohl aber gebetet.

„Nach vorstehendem vermag ich nicht zu entscheiden, ob jener Pfarrer selbst an wirkliche Besessenheit geglaubt hat. Er selbst schreibt unter dem 6. März 1895 an das Pfarramt, zu Trennfeld (recte Strahlungen), dass „die kranke Frau mit ihrem Manne und einem Nachbarn am 3. und 5. März bei mir in ihrer Bedrängnis Hilfe suchte. Von dem Grundsatze ausgehend, was ihr einem meiner Geringsten . . . . , höre ich jeden an, der mir Vertrauen schenkt, ohne dass ich mir im Traume einbilde ihm auch helfen zu können ....“

„Die betr. Frau lebt noch, vor der hl. Kommunion ist sie recht ängstlich. Sobald sie aber die hl. Hostie auf der Zunge fühlt, ist sie ganz ruhig. Auch hat sie in den letzten Jahren keine Aufregungen mehr verursacht.“

Soweit der pfarramtliche Bericht, der im wesentlichen eine Bestätigung der obigen Mitteilungen darstellt und nur in Bezug auf die Anzahl der Beteiligten von ihnen divergiert; in diesem Punkt jedoch scheint die Angabe des Bürgermeisters, der alles miterlebt hat, zutreffender als die des erst viel später nach Strahlungen gekommenen derzeitigen Pfarrers.

Zunächst haben wir nach der klinischen Diagnose hinsichtlich der Frau Hein zu fragen, die den Anstoss jener weitgreifenden psychischen Erregung der Landbevölkerung gegeben hat.

Im Alter von 37 Jahren, zur Zeit der Schwangerschaft, fing die Frau an, die wahnhaften Vorstellungen zu äussern, sie sei besessen vom Teufel. Alsdann kam diese Vorstellung auch in ihrem Benehmen zum Ausdruck, zeitweise fing sie an, auffallende Bewegungen zu zeigen, das Gesicht zu verzerren, zu schreien usw., bis der Anfall aufhörte, nachdem eine Person der Umgebung das Kreuzeszeichen gemacht oder den Namen Jesus ausgesprochen hatte. Ihre Äusserungen drehten sich stets um die Besessenheit durch den Teufel in recht einfältiger Weise, so sagt sie, der Teufel sei in einen von ihr gegessenen Apfel gefahren. Von der Umgebung wurde sie darin bestärkt, vor allem ihr Mann verbreitete die Version, er habe eine Hexe in einen Krug gebannt, sie sei aber entwischt und zum Dorfe hinaus auf einen Lindenbaum, der gegenüber dem Hause der alten Frau Reiher liege, die demnach ohne Zweifel die Hexe sei. Die Verurteilung des Mannes wegen dieser Nachrede hatte keinen Einfluss auf seine Frau, ebensowenig der Versuch des Exorzismus von Seiten des Pfarrers in Herschfeld.

Bei der Aufnahme der Frau Hein in die Würzburger Klinik wurden dieselben Äusserungen vorgebracht, sie sei vom Teufel besessen und von der Strahlunger alten Frau verhext.

Sobald das Wort Teufel ausgesprochen wurde, fing sie an zu tanzen und wie ein Tier zu brüllen, beim Anblick eines Heiligenbildes tobte sie. Anfallsweise zeigten sich die Verzerrungen des Gesichts, Zuckungen mit Kopf und Händen, Sprechen mit veränderter Stimme, sie bat, man möge den Namen Jesus aussprechen; wurde dies nun unterlassen und ihr Anfall vielmehr ignoriert, so dauerte dieser etwa eine Stunde, hörte aber dann von selbst auf. Nachdem diese ignorierende Methode eine Zeitlang durchgeführt war, blieben die Anfälle in der Klinik aus, während die Vorstellung der Besessenheit zäh festgehalten wurde.

Dass die Wahnideen noch latent sind, hat meine Untersuchung im vorigen Sommer erwiesen. Dazu aber ergab sich auch noch das Fortbestehen leichter, anfallartiger Zustände ganz in ähnlicher Weise wie vor 8 Jahren.

Auf den ersten Blick können die Zustände wohl an Hysterie erinnern, vor allem ist die Beeinflussbarkeit durch Vorstellungen wie bei Hysterischen unverkennbar, wenn man berücksichtigt, dass die Erregung und die Starrheit des Körpers durch Kreuzeszeichen usw. aufgehoben werde. Aber mit Recht hat das Gutachten der Klinik schon damals gegen die Bezeichnung der „Hysterie" Front gemacht. Dagegen spricht doch das späte Auftreten, dann die Monotonie der Erscheinungen und vor allem das zähe Festhalten an den zweifellos wahnhaften Vorstellungen. Der Charakter der Frau, die jetzt ganz zurückgezogen lebt und ihren Zustand derart zu verbergen weiss, dass selbst der Bürgermeister des kleinen Ortes nichts davon ahnte, entspricht auch keineswegs dem vordrängenden, Sensation suchenden, egoistischen Wesen der Hysterischen.

Dass ich die Krankheitsform einer partiellen Verrücktheit nicht acceptieren möchte, habe ich an anderer Stelle betont.*)

Die paranoiden Ideen der Frau sind meines Erachtens so unverkennbar gepaart mit einem schwachsinnigen Verhalten und einer tiefgreifenden Affektlosigkeit, dass in erster Linie der Fall im Bereich der Dementia praecox unterzubringen ist. Im Vordergrund steht jedoch die eigenartige Kombination eines

*) Atlas und Grundriss der Psychiatrie, München 1902, S. 155.

durch die krankhaften Ideen nur unvollkommen motivierten, abnormen motorischen Verhaltens, jener Zustände des Zuckens, des Starrwerdens, dann auch der Nahrungsverweigerung, mit der Abstumpfung des Affektes, mit dem Mangel irgend welcher Konsequenz den Wahnvorstellungen gegenüber, bei ganz wohl erhaltenem Gedächtnis.

Hysteriforme Züge sind bei solchen Patienten nichts Seltenes. Anfallsartige Schübe und vorübergehende Erregungen sind in der angeführten Form weniger häufig, doch kommen sie vor, wie überhaupt eine gewisse Abwechslung zwischen Erregung und Apathie bei sehr vielen Patienten dieser Gruppe zu beobachten ist.

Solche Patienten, deren Wahnvorstellungen zu motorischen Entladungen führen, sind besonders geeignet, die Aufmerksamkeit und Erregung der Laien wachzurufen, während z. B. Kranke mit Wahnideen und schwerer depressiver Stimmung viel mehr sich selbst überlassen werden. Die scheinbare Wunderwirkung des Kreuzzeichens oder das Aussprechen des Namen Jesus musste die Umgebung zu dem Versuch einer religiös mystischen Erklärung des ganzen Zustandes drängen, der bei dem weitverbreiteten Teufelsglauben sehr nahe liegende Gedanke an eine Besessenheit konnte rasch von dem Manne und den Dorfgenossen Besitz ergreifen. Um etwa die Ansicht, es handle sich um eine kranke Person, im Bewusstsein der Landleute aufdämmern zu lassen, dazu war das Verhalten der Patientin, vor allem in ihren ruhigeren Intervallen, wieder zu geordnet, ihr Erregungszustand dagegen entsprach wenigstens einigermaßen den Ausbrüchen lebhaften Affektes, wie auch den Vorstellungen, die sich die Phantasie eines ungebildeten, abergläubischen Menschen von ekstatischen Zuständen wohl bilden mag.

Auch im Bereiche dieser Begebenheiten schlugen die Wogen der allgemeinen Erregung hoch auf und verbreiteten ihre Kreise weithin. Zunächst glaubte der Mann steif und fest an die Besessenheit seiner kranken Frau, selbst die spätere behördliche Einweisung der Frau in die Klinik vermochte ihn so wenig zu belehren, dass er bald nach dem Eintreffen in der Anstalt seine Frau wieder herausnahm und mit ihr heimzog. Auch die übrigen Dorfbewohner waren überzeugt davon, dass es sich um eine Besessenheit durch Teufel oder Hexen handeln müsse, während der Ortsgeistliche sich korrekter Weise zurückhielt.

Bis dahin konnte man nur von einem weitverbreiteten Aberglauben sprechen, eine psychische Epidemie wurde erst daraus, als die Menge aus dem Bereich der unzutreffenden Vorstellungen zum Handeln überging und a k t i v eingriff. Einmal äusserte sich das in den Versuchen, die Ursache der Besessenheit zu ermitteln und nach einer Hexe oder Zauberin zu suchen, was dann auch insoferne gelang, als man eine bestimmte, harmlose alte Frau dessen beschuldigte. Dann aber bemühte sich auch die Dorfeinwohnerschaft um die Austreibung des Teufels.

Im Gegensatz zu der vorher analysierten Wundergeschichte, bei der das Motiv der Neugier gestützt wurde durch die Motive der Eitelkeit und Gewinnsucht, schloss sich in der Hexenbegebenheit an das Motiv der Neugier alsbald das einflussreiche M o t i v d e r A n g s t vor dem Teufelswerk an.

Durch diesen besonders lebhaften Gefühlswert wurde die irrige Vorstellung von der Besessenheit a k t i v i e r t, das Gerücht von der bestimmten Hexe, jener Frau Reiher, wurde verbreitet und man schritt zur Teufelsaustreibung an der Besessenen. Auch hier spielte die Oppositionslust der Bauern herein, insofern sie offenbar nur um so zäher an dem Gerücht festhielten, nachdem der Ehemann der angeblich Besessenen wegen der Verbreitung des Gerüchts vom Amtsgericht verurteilt worden war. Als Hilfsmoment kam weiterhin das auffallende Verhalten des Pfarrers von Herschfeld dazu, der sich bereit erklärte, den Exorzismus im mittelalterlichen Stile vorzunehmen, nachdem offenbar vorher schon Besprechungen und Bannversuche angewandt worden waren. Unter Aufgebot handfester Männer wurde die Kranke ihm ausgeliefert, ein grosser Teil der Einwohnerschaft von Strahlungen und die Landleute von Herschfeld hatten sich zu dem Schauspiel eingefunden. Die Erregung hätte zweifellos noch gewaltigere Dimensionen angenommen, wenn sich im letzten Moment der Pfarrer nicht wenigstens entschlossen hätte, auf die öffentliche Prozedur zu verzichten.

Die Entfernung der Patientin in die Klinik trug zur Beruhigung der Menge bei, mehr noch ernüchterte sie das traurige Ende jenes Opfers des Hexengerüchtes, jener Frau Reiher, auf die wir noch zurückkommen werden. Dass wenigstens die irrige Ansicht von der Besessenheit auch nach dem Abklingen der Erregung und dem Versuch, im Zusammenhang damit irgend welche Handlungen zu begehen, doch noch in manchen Köpfen herrschte, beweist das Verhalten des Ehemannes, der später noch trotz der aufklärenden Bemühungen der Geistlichkeit ganz naiv vom Pfarrer ein Zeugnis verlangte, dass seine Frau tatsächlich besessen sei.

Einige Worte seien noch dem Opfer der Angelegenheit gewidmet, jener Frau Reiher.

Diese Frau war etwa 72 jährig, hatte bis dahin kein Zeichen geistiger Störung dargeboten, wenn sie auch als „nicht gerade stark an Geist" galt. Nach einem harten Leben mit vielen familiären Missständen verlebte sie den Rest ihrer Tage ruhig in dem Orte Strahlungen. Auf sie lenkte sich das Gerücht, dass sie eine Hexe sei und die im Herbst 1894 erkrankte Frau Hein verhext habe. Die allgemeine Antipathie der Gemeinde musste ihre Existenz bedrohen, so dass sie keineswegs das Gerücht ignorieren konnte. Ihr nächster Schritt ist auch durchaus zweckmäßig gewesen, ja er zeugte geradezu von einer gewissen Umsicht: sie ging zum Pfarrer und verlangte ein Attest, damit ihr das Armenrecht zugesprochen werde und sie daraufhin die Anklage der üblen Nachrede, sie sei eine Hexe, erheben könne. Damals freilich schon machte sie sich ernstliche Sorgen darüber, ob nicht doch etwas Wahres an dem Gerücht sein könne; die Möglichkeit, dass eine Person eine andere verhexen könne, entsprach offenbar ganz ihrem beschränkten Vorstellungskreis. „Ich kann doch ganz bestimmt versichern, dass ich nichts kann, es müsste denn sein, dass ich 2 Leiber habe," so sprach sie damals schon dem Pfarrer gegenüber, offenbar beschäftigt mit irgend einem Versuch, das Gerücht zu erklären. Trotzdem die Angelegenheit nunmehr beim Gericht schwebte, befasste sie sich weiterhin mit dem Gedanken und wollte, um auf alle Fälle gegen die Folgen früherer, vielleicht verborgener Sünden geschützt zu sein, eine „Lebensbeichte" ablegen. Als nun dem Antrag der Frau Reiher entsprechend der Mann der Frau Hein wegen übler Nachrede verurteilt worden war, erschien diese Beleidigungs- und Verleumdungssache weder den Ortsinsassen noch der Klägerin selbst erledigt. Jene sorgten erst recht für Verbreitung des Gerüchts und suchten es, der Verurteilte voran, auf törichte Weise zu begründen und zu spezialisieren: Die Hexe sei in einem Krug gebannt gewesen, dann entwischt und zum Dorf hinaus auf einen Lindenbaum gegenüber dem Häuslein der Frau Reiher gefahren, folglich sei diese die Hexe.

Jetzt zeigten sich bei der Greisin, die von aller Welt gemieden und selbst in der Kirche zurückgesetzt wurde, die Zeichen einer psychischen Alteration, sie wurde leutscheu, tiefsinnig und sprach vom Sterben. In phantastischer Weise malte sie sich die Vorstellung ihres nahen Endes aus: ein Gericht solle über sie abgehalten werden beim Bildstock unter dem Lindenbaum, der Lebenslauf werde da geoffenbart und sie müsse dann sterben. Stundenlange Aufklärung durch den Pfarrer war erfolglos, ja ganz dem immer mächtiger werdenden Einfluss der Wahnvorstellung entsprechend lenkte sich der Verdacht der Kranken auch auf ihn selbst. Allerlei Wahrnehmungen wurden in Beziehung zu der Idee gesetzt: 2 Mönche, die den Pfarrer besuchten, seien zu jenem Gerichte gekommen; beim Anblick des Pfarrers, der ein eingewickeltes Buch trug, rang die Kranke die Hände nnd meinte, der Pfarrer sei ihr mit dem Gerichtsbuch begegnet. Am Tage darauf beging sie Selbstmord durch Erhängen.

Soweit sich die Entwicklung dieser Psychose übersehen lässt, handelt es sich um eine melancholische Affektion auf seniler Basis. Die immer machtvoller werdenden depressiven Ideen, die wahnhafte Umdeutung aller möglichen Wahrnehmungen, die Unzugänglichkeit gegenüber jeder Belehrung, der schliessliche Selbstmord sind in keiner anderen Weise zu deuten.

Welcher ätiologische Zusammenhang ist nun anzunehmen zwischen dieser Erkrankung und der Hexengeschichte, vor allem der üblen Nachrede? Dass sich melancholische Wahnideen nicht selten an äussere Vorkommnisse anschliessen, ist bekannt. Manchmal gelingt der Nachweis, dass die Depression schon vorher bestand, und die Reaktion auf ein interkurrentes Ereignis nur eine lebhaftere Äusserung der Psychose zur Folge hatte. Von einer früheren Depression bei der Frau Reiher ist nichts bekannt. Eine vorbereitende Basis ganz allgemeiner Art liegt ja im Senium. Wenn man fragt, wäre die Frau Reiher ohne jene Hexengerüchte auch psychisch erkrankt oder wäre sie bis ans Lebensende gesund geblieben, so müssen wir die Entscheidung in dem einen oder anderen Sinne schuldig bleiben. Es handelt sich nicht nur um eine recht alte Frau, sondern auch um eine Person, die immer als etwas beschränkt, als nicht stark an Geist galt. Bei einer solchen kann das Senium eher zum psychischen Verfall führen, als bei einem rüstigen Gehirn. Wenn auch nicht eine Verursachung der Psychose auf jenem psychischen Wege, so doch eine Auslösung müssen wir zugeben. Ja, der Zusammenhang erscheint hier, vor allem wenn wir den zeitlichen Verlauf berücksichtigen, entschieden enger als im Falle Jessberger. Von einer psychischen Infektion jedoch können wir nicht sprechen, vor allem weil die primär erkrankte Person, jene Frau Hein, zweifellos keinen direkten Einfluss auf die Frau Reiher ausgeübt hat, sondern das Bindeglied in den üblichen Gerüchten auf der Basis des Hexenglaubens bestand. Eine psychische Auslösung jedoch lässt sich hier sehr wohl annehmen, so gut wie in anderen Fällen Schreck oder auch Freude den Ausbruch mancher Psychosen begünstigen können.

Abgesehen von diesem Nebeneffekt der ganzen Besessenheitsangelegenheit, der Erkrankung und dem Selbstmord der Frau Reiher, ist zuzugeben, dass diese „psychische Epidemie" von Strahlungen doch entschieden weniger weit um sich griff, minder tief die Gemüter aufregte und auch nicht zu derartig auffallenden Vorgängen wie Erdeessen oder Lichtersehen führte, wie die vorher geschilderte Wunderbegebenheit von Trennfeld.

Doch stellt sie ein um so traurigeres Kulturbild an der Schwelle des 20. Jahrhunderts dar, als sie keineswegs die einzige Angelegenheit dieser Art in unseren Tagen bildet. Von einzelnen Mitteilungen der Tagespresse abgesehen, ist hier in erster Linie eine in der irrenärztlichen Literatur*) niedergelegte Angelegenheit zu erwähnen, die sich im Jahre 1896 zu Neudorf bei Schauenstein im bayrischen Bezirk Hof abspielte. Ein junger Bauer Max, der der Sekte der Philadelphisten angehörte und 10 Jahre Patient der Bayreuther Anstalt gewesen war, wurde tobsüchtig. Seine Familie glaubte, er sei vom Teufel besessen, 6 Brüder der Sekte kamen herbei, beteten, verlasen aus dem neuen Testamente eine Teufelsaustreibung und sangen von 8 bis 12 Uhr Abends; dabei wurde der Kranke immer erregter, was als gutes Zeichen angesehen wurde. Die Teufelsaustreiber fesselten ihn und knieten auf ihm nieder; dem Kranken wurde das Beten verboten. Die Mutter hielt ihm ein Christusbild unter Glas hin, das er zusammenbiss, wobei er sich verletzte. Die Prozedur wurde 2 Tage lang fortgesetzt; als der Kranke um Wasser flehte, wurde es ihm von seiner Schwester verwehrt. In der nächsten Nacht starb der Patient.

Ehe wir zur näheren Untersuchung der psychischen Induktion übergehen, sei noch kurz die kulturelle Frage nach dem psychiatrischen Moment bei den Hexenprozessen früherer Jahrhunderte gestreift. Die schöne Studie von Snell**) kommt zu dem Resultat, dass wohl einzelne Irre, besonders Melancholische mit Selbstanklagen wegen Teufelsbündnisses verfolgt und hingerichtet wurden; in der überwiegenden Mehrheit der Fälle jedoch haben Geisteskranke, besonders Hysterische in der Weise Anlass zu Hexenverfolgungen gegeben, dass man sie für besessen hielt und nur den Zauberer oder die Hexe zu strafen suchte, der die Besessenheit jener verursacht haben sollte.

Für diese Auffassung bietet unser Strahlunger Fall einen treffenden Belag aus der jüngsten Zeit. Die geisteskranke Frau Hein erschien als besessen, man versuchte zwar den Exorzismus, bei dem sie so gut wie der vorhin geschilderte Kranke aus Neudorf ja auch hätte geschädigt werden können, doch bestand lediglich die Absicht dabei, ihr zu helfen, sie von dem Teufel zu befreien. Dagegen suchte sich die erregte Volksseele

---

*) Eine Teufelsaustreibung. Irrenfreund XXXVIII, 9 u. 20, 1896, S. 147. —

**) Hexenprozesse und Geistesstörung. München, Lehmann, 1891. S. 124.

ein Opfer, dem sie die Schuld zuschob, das sie als die Ursache der Besessenheit, als die Hexe oder Zauberin ansah, in der Frau Reiher. Im Mittelalter wäre diese Frau zweifellos hingerichtet worden, wohl schon ehe sie an seniler Melancholie erkrankte. Der Enderfolg jener abergläubischen Verleumdung war derselbe, die Frau erkrankte im Zusammenhang damit und gab sich selbst den Tod.

Wenn wir nun versuchen, die an der Hand dieser Begebenheiten gewonnenen Erfahrungen in Einklang zu bringen mit der Lehre von den psychischen Beeinflussungen auf psychopathologischem Gebiet, so müssen wir gestehen, dass diese Lehre selbst noch auf recht unsicheren Füssen steht und von den verschiedenen Autoren keineswegs in einhelligem Sinne vorgetragen wird. Es empfiehlt sich, die verschiedenen Möglichkeiten psychischer Übertragung, soweit dabei pathologische Momente eine Rolle spielen, möglichst scharf auseinanderzuhalten. Die Literatur, vor allem die Kasuistik über die ganze Frage ist ziemlich reich, doch können an dieser Stelle nur die wichtigeren Erscheinungen ihre Würdigung finden.

Während früher oft unter auffallender Kritiklosigkeit alle möglichen Beobachtungen, in denen sich an einen Fall geistiger Erkrankung ein zweiter aus der Umgebung anschloss, als psychische Infektion oder induziertes Irresein aufgefasst wurden, hat man in neueren Jahren grössere Vorsicht und genauere Erforschung der ätiologischen Beziehungen walten lassen, vor allem im Anschluss an die Arbeiten von Wollenberg*) und Schönfeldt**).

Wenn im strengen Sinne von einem „psychisch übertragenen Irresein" gesprochen wird, so muss in der Tat die Grundforderung die sein, dass eine geisteskranke Person vermöge der Äusserungen ihres Leidens psychische Einflüsse auf eine zweite, bis dahin gesunde Person ihrer Umgebung ausübt, die dann auch wirklich geistig in ähnlicher Weise erkrankt und nach der Trennung krank bleibt. Das ist etwas durchaus Anderes als jene Fälle, in denen eine zweite Person krankhafte Äusserungen der ersten annimmt, die Wahn-

*) Über psychische Infektion. Arch. f. Psychiatrie XX, 1889, S. 62.

**) „Über das induzierte Irresein (folie communiquée)". Arch. f. Psychiatrie XXVI, 1894, S. 202.

ideen der primär Erkrankten vertritt, aber nach der Trennung von der primären wieder gesund wird. Schon Wollenberg*) hatte letzteren Fall, der ja häufiger vorkommt, als eine zweite Art von induziertem Irresein von ersterem abgetrennt, als jene Form, die Marandon de Montyel als folie imposée bezeichnet. Dass es sich um einen psychopathologischen Vorgang handelt und die sekundäre Person zur Zeit der Beeinflussung keineswegs als psychisch normal gelten kann, das ist sicher zuzugeben. Aber als eine Psychose im klinischen Sinne, als eine selbstständige Krankheit, die ihren Weg weitergeht, wenn der krankmachende Einfluss beseitigt ist, kann das unter keinen Umständen aufgefasst werden. Deshalb empfiehlt es sich, die Abtrennung von der ersten Form möglichst scharf zur Geltung zu bringen.

Mit Recht betont Schönfeldt, dass das induzierte Irresein in seiner Fassung eine verhältnismäßig sehr seltene Erscheinung ist. Ich glaube nun, dass wir uns mit seiner genaueren Fassung des Begriffes einer psychischen Ansteckung in dem Sinne einer geistigen Erkrankung einer Person B lediglich durch den Einfluss einer geisteskranken Person A noch nicht zufrieden geben dürfen, sondern in jedem Falle derart als weiteren Prüfstein die Frage aufwerfen müssen: Wäre der Kranke B ohne den Einfluss des Kranken A zweifellos geistig gesund geblieben? Aus Schönfeldt's Darlegungen geht freilich hervor, dass er a priori eine solche Frage für überflüssig hält, weil er als Hauptbedingung psychopathische Disposition, Blutsverwandtschaft usw. ansieht und seiner Ansicht nach ein gesunder Mensch mit rüstigem Gehirn überhaupt nicht durch den Umgang mit Geisteskranken gefährdet ist. Dieser Nachweis, dass es sich um einen gesunden Menschen gehandelt hat, ist allerdings nicht immer leicht zu führen: solange aber bei den Fällen einer psychischen Induktion für die zweite Person nicht eine psychopathische Veranlagung und hereditäre Belastung nachgewiesen ist, müssen wir nach dem Grundsatz des quilibet praesumitur sanae mentis esse doch für die induzierte Person zunächst noch annehmen, dass

---

*) Über psychische Infektion. Arch. f. Psychiatrie XX, 1889, S. 62.

sie tatsächlich gesund gewesen sei. Ist diese Möglichkeit zugegeben, dann haben wir auch unter den Schönfeldt'schen Fällen noch eine engere Wahl zu treffen zwischen solchen Induzierten, die vorher zu irgend welchen Zweifeln ihrer geistigen Intaktheit keinen Anlass gegeben haben, und solchen, die schon hinsichtlich eines invaliden Hirns suspekt waren. Bei letzteren besteht immer die Möglichkeit, dass sie auch ohne die Induktion hätten psychisch erkranken können. Vor allem ist das zu betonen mit einer gewissen Opposition gegenüber dem allzu grossen Nachdruck, den Schönfeldt auf die Krankheitsform legt. Wenn er sagt, die Verrücktheit (Paranoia) bilde das Hauptkontingent unter den übertragenen Psychosen, so handelt es sich nach den beigegebenen Krankengeschichten doch zweifellos auch noch um mannigfache Formen, nicht nur um die rein systematisierende Paranoia, sondern auch noch um eine recht schwachsinnige und phantastische Verrücktheit, wie sie von Kraepelin der Gruppe der Dementia praecox zugerechnet wird. Dass auch noch andere, vor allem depressive Formen geistiger Erkrankung in Betracht kommen, werde ich an Beispielen weiter unten zu beweisen versuchen.

Dass die primäre und sekundäre Geisteskrankheit während des ganzen Verlaufes im wesentlichen identisches Verhalten des Wahns zeigen soll, ist wieder eine zu eng begrenzte Forderung. Gerade bei der phantastischen Paranoia lässt sich das nur in geringem Maße finden, während bei den depressiven Formen überhaupt nicht die Wahnvorstellung, sondern die Affektstörung im Vordergrunde steht.

Dass aber bei entsprechender Disposition zwei Menschen eine ähnliche Erkrankung darbieten können, auch ohne dass sie sich gegenseitig beeinflussen, ist vielfach in der Literatur bestätigt worden.

Die möglichste Gleichartigkeit der Disposition ist von vornherein zu erwarten bei Geschwistern, insbesondere bei Zwillingen. Tatsächlich lassen sich einwandsfreie Fälle derart namhaft machen, in denen Zwillingsgeschwister, bei denen eine gegenseitige Beeinflussung nicht anzunehmen war, in ganz ähnlicher Weise psychisch erkrankten, als ob die primär erkrankte Person auf die sekundäre wie beim induzierten Irresein Schönfeldt's eingewirkt hätte.

Herfeldt*) schildert ein Paar von Zwillingsbrüdern, die, nur in brieflichem Verkehr stehend, doch in auffallend ähnlicher Weise an paranoider manischer Erregung mit Sinnestäuschungen erkrankten, dann ein Paar von Zwillingsschwestern, die, ganz ohne allen gegenseitigen Verkehr, an Depressionszuständen mit lebhafter Selbstmordneigung erkrankten, weiterhin zwei einander auffallend ähnliche imbezille Zwillingsschwestern. Er kommt, auch auf Grund der etwa 20 Fälle von Zwillingspsychosen umfassenden Literatur, zu der Annahme, dass gerade bei geistiger Erkrankung eines Zwillings auch der andere stärker zu Geisteskrankheiten disponiert ist als die übrigen Geschwister, eben auf Grund der innigeren geistigen und körperlichen Verwandtschaft.

Jedenfalls ergibt sich aus diesen Fällen soviel, dass sehr wohl 2 gleich disponierte Individuen ein übereinstimmendes Bild psychischer Erkrankung darbieten können, ohne dass von Induktion die Rede sein darf. Somit müssen wir auch bei Fällen von scheinbarer Induktion die Frage offen lassen, ob nicht die bestehende Dispositionsverwandtschaft auch ohne gegenseitige Beeinflussung der beiden Individuen ähnliche Krankheitsbilder hervorgebracht haben könnte.

Auch die ältere Studie von Euphrat**) über das Zwillingsirresein aus dem Jahre 1888 war schon zu dem entsprechenden Resultat gekommen, dass es gerade in solchen Fällen auf schon vorbereitete und glimmende Elemente der Krankheit ankomme, während das Agens der psychischen Ansteckung mehr eine erregende als eine veranlassende Bedeutung habe.

Ferner hat Bockhorn***) ein in ähnlicher Weise erkranktes Zwillingspaar geschildert, bei dem der „strikte Nachweis einer Beeinflussung“ auch nicht zu erbringen war.

Es brauchen nun keineswegs immer Zwillingsgeschwister zu sein, die ein derartiges Verhältnis darbieten.

---

*) Zur Kasuistik des Irreseins bei Zwillingen. Allg. Zeitschrift für Psychiatrie LVII, 1900, S. 25.

**) Allg. Zeitschrift f. Psychiatrie XLIV, S. 194.

***) Beiträge zum induzierten Irresein. Diss. Göttingen 1892.

Ein junger Mann, den ich lange Zeit beobachten konnte, begann während der Studienzeit apathisch zu werden, nahm ein gespreiztes, auffallendes Wesen an und wurde schliesslich stuporös in eine Anstalt gebracht. Hier zeigte er die intensivsten Spannungszustände, stand stundenlang mit brettharter Muskulatur da, ballte die Fäuste, hielt den Kopf maniriert seitwärts, liess Urin unter sich; die Äusserungen waren abgebrochen und oft verbigerierend. Teilnahmslos blätterte er in illustrierten Büchern, schrieb mit kritzelnder Schrift Briefe, in denen er riesige Summen für seine Befreiung aussetzte oder den studentischen Korporationen Forderungen übermitteln wollte. Öfter traten Verfolgungsideen zu Tage; er glaubte, man wolle ihn bestehlen und mit Elektrizität unschädlich machen. Häufig sprach er von Majestät und bezeichnete sich selbst vielfach als Kaiser. Oft lachte er die ganze Nacht hindurch laut, dann war er wieder tagelang mutazistisch und verweigerte die Nahrung. Gelegentlich wurde er gewalttätig gegen die Mutter oder den Arzt. Nach Jahren hatten die intensivsten Spannungszustände etwas nachgelassen, indes standen die Haltungsanomalien noch im Vordergrund des Bildes, die Äusserungen waren verwirrt, Patient war unfähig zu einer geordneten Handlung und allen Eindrücken gegenüber apathisch.

Die im Alter nur wenig von ihm verschiedene Schwester, die gleich dem Bruder durch ihre hünenhafte Körperfigur auffiel, galt jahrelang als exquisit hysterisch, auch noch in den ersten Jahren der Erkrankung ihres Bruders, als sie noch öfter Gelegenheit hatte, mit ihm zusammen zu sein. Allmählich jedoch fiel sie auf durch ein gespreiztes Benehmen, manirierte Sprache, Widerstand gegenüber den Anordnungen ihrer Mutter. Sie beschäftigte sich wenig und war in gemütlicher Hinsicht ungemein apathisch. Schliesslich zeigte sie sich gelegentlich erregt und unruhig, lachte unmotiviert, verbigerierte viel, so dass sie ebenfalls interniert werden musste. Hier nun, seitdem sie längst von jedem Verkehr mit dem Bruder abgeschlossen war, entwickelte sich das Krankheitsbild in einer Weise, dass sie dem kranken Bruder in hohem Grade ähnlich wurde. Sie nahm manirierte, statuenhafte Stellungen an, redete in abgebrochenen Sätzen, verbigerierte mündlich und schriftlich und wurde auch gelegentlich den Ärzten gegenüber gewalttätig. Verfolgungsideen waren nicht festzustellen, dagegen konnten Äusserungen im Sinne von Grössenvorstellungen wahrgenommen werden.

Hätten die beiden Geschwister ein oder zwei Jahre länger zusammengelebt, so würde man vielleicht auf den Gedanken einer Induktion gekommen sein. So aber war durch die beiderseitige Internierung jede Beeinflussung ausgeschlossen, vielmehr entwickelten sich die beiden Psychosen auf Grund ihrer endogenen Disposition zu Bildern, die später immer ähnlicher wurden, während die Anfangszustände erheblich verschieden von einander waren.

Solche Fälle entsprechen der folie simultanée französischer Autoren.

Angesichts dieser Beobachtungen, denen sich manche andere anreihen lassen, ist durchaus Vorsicht am Platze in den Fällen, wo zwei Geisteskranke geraume Zeit neben einander lebten und sich scheinbar beeinflusst haben, während eine verwandte Naturanlage besteht.

Es empfiehlt sich daher, in den Fällen psychischer Induktion streng zu scheiden zwischen den Geisteskranken, bei denen eine gemeinschaftliche Disposition besteht, und jenen, bei denen eine solche auszuschliessen ist. Diese letztere Gruppe erst gibt die weitestgehende Garantie, dass sich die verwandten Bilder nicht zufällig derart entwickelt haben und nicht auch aus endogenen Ursachen ohne das Zusammenleben an den Tag getreten wären.

Wenn wir diese strenge Sichtung vornehmen, dann werden allerdings die Fälle einer psychischen Induktion im engsten Sinne recht knapp.

Gerade der erste Fall, den Schönfeldt anführt, bietet einen Anlass, zur Vorsicht zu mahnen. Sommer 1890 wurde der 29jährige Julius L. als geisteskrank eingeliefert, nachdem er sich schon seit $^{3}/_{4}$ Jahren etwas auffallend benommen hatte. Das Bild konnte als Paranoia aufgefasst werden. Nach $^{1}/_{2}$ Jahr begann der Anstaltswärter Oskar K., der sich ihm eng angeschlossen hatte, Symptome einer psychischen Erkrankung darzubieten, bald darauf auch dessen jüngerer Bruder Carl K., der öfter zu Besuch in die Anstalt gekommen war. Beide schienen die wahnhaften religiösen Vorstellungen des L. übernommen zu haben, allerdings liessen sich bei dem jüngeren auch noch Andeutungen von Sinnestäuschungen, dann auch von Erstarrung, Katalepsie und Stummheit beobachten. Später wurde bei Oskar K., der sich nunmehr in seinem Äusseren mit den langen gescheitelten Haaren, dem Pilgermantel und dem ganzen Benehmen dem Julius L. ausserordentlich ähnlich verhielt, ebenfalls Katalepsie festgestellt. Weiterhin kam Schönfeldt zu der Vermutung, dass auch des Julius L. Bruder Nikolai und die Schwester Charlotte an einer induzierten Psychose erkrankt waren.

In diesem Beispiel ist die Induktion von dem primär erkrankten Julius L. auf die sekundär erkrankten Oskar K. und Carl K., deren Heredität übrigens nicht bekannt ist, während hinsichtlich einer Disposition nur zu vermerken war, dass der ältere Bruder ein „etwas sinnender Mensch" war, ohne Einschränkung zuzugeben. Anders verhält es sich jedoch mit den Geschwistern des L. Bei ihnen bleibt immer die Möglichkeit offen, dass sie ebenso gut psychisch erkrankt wären, wenn sie nicht mit dem primär erkrankten Bruder Julius L. zusammengetroffen wären. Tatsächlich war ja die Schwester Charlotte wohl mit Julius vor der Internierung und dann auch besuchsweise während dessen Anstaltsbehandlung zusammen, von dem Bruder Nikolai aber liess sich ein derartiges Zusammensein, das doch die Vorbedingung der psychischen Beeinflussung durch Julius sein müsste, keineswegs behaupten, so dass man eher annehmen kann, er sei, da er ja dieselbe Disposition wie sein Bruder haben musste, spontan psychisch erkrankt und habe dabei die wahnhaften Äusserungen des Bruders, von denen er durch beide Schwestern und auch die Mutter gehört haben konnte, in seinem Gedankengang verarbeitet.

Derselbe Einwand besteht zu Recht gegenüber anderen Fällen der Schönfeldt'schen Arbeit: so Fall 2, wo Tatiana J. und ihr Sohn Thomas, und Fall 3, wo Kyrill K. und seine Schwester Fanny K. erkrankten. Jedesmal war verwandte Anlage da, so dass die Betreffenden auch ohne gegenseitige Beeinflussung hätten unter ähnlichen Bildern erkranken können.

Die weiterhin angeführte Beobachtung von Dr. S. N. Danillo betrifft 2 Schwestern, von denen die jüngere sich nach der Trennung wieder erholte, während die ältere geisteskrank blieb. Es handelte sich also dabei gar nicht um ein induziertes Irresein in dem Sinne Schönfeldt's.

Eine derartige Sichtung lässt sich auch unter den Fällen von Jacowenko vornehmen, so sehr auch das Verdienst Schönfeldt's, der diese interessanten Beobachtungen in die deutsche Literatur eingeführt hat, anerkannt werden muss.

In dem 3. Falle handelt es sich um 2 Schwestern Sinowja und Wassilissa L., für die ebenfalls der Einwand gilt, dass sie, da gleich disponiert, auch ohne direkte Beeinflussung auf Grund der Anlage allein an der gleichen Psychose erkranken konnten.

Auch die Beobachtung von Konstantinowsky gehört hierher, der 5 Schwestern beschrieb, die in psychisch abnormem Zustand alle Suicid begingen.

Anders verhält es sich mit den übrigen Fällen von Jacowenko. Nikolai und Praskowja N. waren Eheleute, nicht mit einander verwandt, somit nicht gleichmäßig disponiert. Hier handelt es sich also um die Konstellation, die eine reine Induktion am ehesten annehmen lässt. Auch der 2. Fall gehört hierher, die gemeinschaftliche, ähnliche Erkrankung von Iwan S. und seiner Frau Agathe S., wobei übrigens auch noch der Sohn der Eheleute Iwan S. miterkrankte.

Bei den Beobachtungen von Sikorsky über die Malewanzen scheint es sich um eine Reihe von induzierten Psychosen strengster Observanz gehandelt zu haben. Primär erkrankte Condrati Malewany, als sekundär Geisteskranke sind seine Anhänger zu bezeichnen, die Bauern S., K., G. und Jefim H., über deren Ausgang freilich nichts vermerkt ist, während bei dem ebenfalls sekundär erkrankten Moses T. „Genesung" verzeichnet steht, so dass es sich in diesem einen Falle nicht um Induktion in Schönfeldt's Sinne gehandelt haben kann.

Wenn wir in dieser Weise die übrige Literatur kritisch mustern, so finden wir noch eine ganze Reihe von Beobachtungen, bei denen wir wohl sagen können: Es ist eine Person, die in Gemeinschaft mit einem Geisteskranken lebte, in ganz ähnlicher Weise erkrankt, da aber beide blutsverwandt sind und somit in gleicher oder ähnlicher Weise belastet, wäre die 2. Erkrankung möglicher Weise auch spontan, ohne das Zusammenleben, ausgebrochen, so dass wir höchstens eine Beeinflussung des äusseren Krankheitsbildes, etwa der Form der Wahnideen, als erwiesen hinstellen können, während die Annahme einer Verursachung der 2. Krankheit durch die erste doch noch Zweifeln begegnen wird.

So muss den Fällen gegenüber, die Hoffmann*) in einem zu anregender Debatte führenden Vortrag 1902 dargestellt hatte, ebenfalls betont werden, dass die drei Geschwister, die wegen Geistesstörung entmündigt werden sollten, möglicherweise auch unabhängig von einander erkrankt wären, wenn schon eine Beeinflussung in dem Sinne, dass der Bruder die Richtung für die krankhaften Ideen seiner beiden Schwestern gab, zugegeben werden kann.

Den 3 Beobachtungen von Oscar Woods**) steht, wie schon der Titel der Arbeit vermuten lässt, fast samt und sonders jener Einwand gegenüber; einmal waren es Mutter und Sohn, ein andermal 5 Geschwister, das 3. Mal Vater, Mutter, Sohn und Tochter, die gleichzeitig erkrankten. Nur bei dem Ehepaar der letzten Gruppe ist die gemeinsame Disposition auszuschliessen.

Genick***) beschreibt unter der allerdings nichts präjudizierenden Bezeichnung „ein Fall von folie à deux" die Erkrankung von Vater und Tochter.

L. Boumann†) schildert als „psychische Infektion" die gemeinsame, unheilbare Psychose von 3 Brüdern, sowie die mit baldiger Heilung endigende Erkrankung des Vaters kurz nach der Erkrankung des jüngsten Sohnes.

Piero Gonzales††), „Contributo allo studio della pazzia indotta", beschrieb die gemeinsame Erkrankung einer Mutter mit ihren 2 Töchtern aus belasteter Familie.

Den jüngsten Beitrag lieferten Sklarek und van

---

*) Ein Fall von induziertem Irresein. Vortrag auf der 69. Versammlung des psychiatrischen Vereins der Rheinprovinz 1902. Allg. Zeitschrift f. Psychiatrie LIX, S. 569.

**) Notes of same cases of folie à deux in several numbers of the same family. Journal of mental science. Oct. 1897.

***) Neurologischer Bote 1897, V. Heft 4 (Russisch).

†) Psychiatr. en neurol. Blaaden III, 1897, Sept. S. 378.

††) Riv. sperim. di fren. 1900. Bd. XXVI, S. 57.

Vleuten*): „Gleichzeitiges Auftreten einer geistigen Erkrankung bei drei Geschwistern“. Der älteste Bruder war mit Paranoia chronica hallucinatoria, bezw. der hallucinatorisch-paranoischen Form der Dementia praecox in die Anstalt gekommen, er hatte Stimmen gehört und daraufhin geglaubt, es würde nächtlich bei ihm eingebrochen. Bald darauf wurde noch ein Bruder und die Schwester sowie das Dienstmädchen eingeliefert; letzteres wurde sofort entlassen. Der jüngere Bruder und die Schwester waren im Anschluss an die Äusserungen des ältesten Bruders misstrauisch geworden, hielten Hausbewohner für Einbrecher, indess konnten sie nach Wochen als leicht imbezill, doch im übrigen normal entlassen werden. Hier ist offenbar eine folie imposée das Nächstliegende; wenn der älteste Brudcr als keineswegs energisch, sondern seit Jahren zurückgezogen bezeichnet wird, so ist bei seinem Einfluss doch zu denken an die Eindringlichkeit und Zähigkeit der Ausserungen eines halluzinierenden und paranoiden Geisteskranken, ganz abgesehen von der endogenen Minderwertigkeit seiner Geschwister. Von unseren Fällen wären den Geschwistern, von der gemeinsamen Belastung abgesehen, am ersten die 7 Familien an die Seite zu stellen, die unter dem Einfluss des geisteskranken Jessbergers noch zäh an dem Trennfelder Wunderglauben festhielten und dementsprechende Handlungen, Betstunden u. dgl., betätigten, ohne geisteskrank im strengen Sinne zu sein.

Unschwer würde sich die Liste noch ausserordentlich verlängern lassen, vor allem, wenn man die ältere Literatur, die ja in erschöpfender Weise durch Wollenberg und später durch Schönfeldt zusammengestellt wurde, nach diesem Gesichtspunkte vorführen wollte. Unter den neueren Arbeiten wäre noch zu verweisen auf einen Fall von Wallichs, wo es sich um Vater und Tochter handelt, sowie auf einen von Kölpin**) geschilderten Fall der Erkrankung von 2 Geschwistern.

Nur kurz sei noch der letzten umfassenden Arbeit von E. Meyer***), gedacht, die diese Fragen in instruktiver Weise be-

*) Allg. Zeitschr. f. Psychiatrie, Band 1904, LVI, S. 690.

**) Beiträge zur Kenntnis der induzierten Psychosen. Arch. f. Psychiatrie XXXV.

***) Beiträge zur Kenntnis des induzierten Irreseins und des Querulantenwahns. Arch. f. Psychiatrie 1901, Bd. XXXIV, S. 181.

handelt: Die 3. Beobachtung, bei der ein Jacob O. an Sinnestäuschungen, die er wahnhaft verarbeitete, erkrankt war, worauf dessen innig mit ihm zusammenlebender Bruder Johannes ebenfalls an Sinnestäuschungen der gleichen Art erkrankte, öffnet wieder dem Zweifel die Türe, ob nicht der 2. Bruder, der doch die gleiche Prädisposition haben musste, auch ohne das Zusammenleben hätte psychisch erkranken und ähnliche Züge aufweisen können.

Die 1. Beobachtung, in der ein Tabiker chronische Paranoia im Sinne eines Querulantenwahns zeigte und seine 25 Jahre jüngere Frau, die an Lues cerebri erkrankt war, ebenfalls chronische Paranoia im Sinne des Querulantenwahns aufwies, ja schliesslich die Leitung der gemeinsamen, auf den Wahnideen beruhenden Angelegenheiten übernahm, dabei aber auch Anfälle von Bewusstseinsverlust, Benommenheit und Sinnestäuschungen zeigte, ist natürlich vor jenem Einwand sicher. Doch ist hier eine Beurteilung ungemein erschwert, da beide Kranke unter der Wirkung einer identischen Schädlichkeit, der syphilitischen Infektion standen.

Die 2. Beobachtung, die einen 73jährigen Paranoiker und Querulanten darstellt, der von seiner 11 Jahre jüngeren paranoisch-querulierenden Frau induziert wurde, gehört jedoch zu den vor jenem Einwand sicheren Fällen, wenn auch hier zugegeben wird, dass beide Patienten von vornherein religiös überspannt und somit psychopathisch disponiert waren.

Aus all dem ergibt sich, dass man vor dem Einwand, es wäre die sekundäre Person möglicher Weise auch ohne das Zusammenleben mit der primären erkrankt, da ja beide gleichmäßig veranlagt waren und zweifellos Geschwister, vor allem Zwillinge auch öfter ganz ähnliche Krankheitsbilder aufweisen, ohne dass eine gegenseitige Beeinflussung möglich ist, nur dann vollständig geschützt sein wird, wenn man eine engere Gruppe von Induktionsfällen bildet, bei denen die Wirkung einer gemeinschaftlichen psychopathischen Veranlagung ausgeschlossen ist.

Als klassisches Beispiel haben hier die Fälle von gemeinschaftlich erkrankten Ehepaaren zu gelten, weiterhin die schon nach den russischen Arbeiten erwähnten Fälle einer gruppenweisen Erkrankung anderer, nicht mit einander verwandter aber gewöhnlich in ähnlichen Lebensverhältnissen befindlicher Personen. Die 2. Beobachtung von E. Meyer würde ebenfalls ein Muster abgeben. Nicht hierher gehören die Fälle natürlich, in denen die sekundäre Person nur ganz vorübergehend und leicht psychisch alteriert ist, die folie imposée.

Einen besonders einwandfreien Fall beschrieb kürzlich Kalmus*): Ein Lehrer war von seiner Frau induziert worden, beide litten an Paranoia, worauf Ehescheidung vorgenommen wurde.

In einem Fall von Witte**) hatte ein Patient seine Haushälterin mit Paranoia hallucinatoria chronica induziert.

Die meisten Autoren geben nun an, dass es sich doch um prädisponierte Individuen handelt, sodass im strengen Sinne die Induktion oder Beinflussung nicht so sehr eine Ansteckung, eine Übertragung der psychischen Abnormität auf psychischem Wege bildet, sondern vielmehr die Auslösung einer schlummernden Disposition unter nachheriger Beeinflussung der symptomatischen Ausserungen des Leidens. Zu letzterer Gruppe gehört das grösste Kontingent der Fälle, die Infektion mit Hysterie, wobei es sich eben um durchweg hysterisch veranlagte Individuen handelt, die verwandte Züge wie die primär erkrankte Person darbieten, aber wahrscheinlich ohne diesen Einfluss doch in irgend einer anderen Weise ihre hysterische Disposition zum Ausdruck gebracht haben würden. Mit Recht hat E. Meyer bei der Frage, ob andere Psychosen als Paranoia übertragen würden, gerade den Hysteriefällen eine besondere Stellung angewiesen, da hier die Auslösung, nicht aber die Ansteckung oder Übertragung im Vordergrund steht.

Ob es Fälle gibt, in denen lediglich der Einfluss einer geisteskranken Person die Ursache der Erkrankung einer zweiten, nicht zu Geisteskrankheit ohnehin disponierten Person bildet, das ist schwer zu sagen und nur dann zu bejahen, wenn man an dem erwähnten Satz festhält, dass Jeder als geistig gesund gelten muss, so lange nicht bei entsprechender Nach-

*) Ehescheidung bei induziertem Irresein in einem Gutachten erläutert. Arch. f. Psychiatrie XXXV, 1902, S. 188.

**) Ein Fall von induziertem Irresein, Allg. Zeitschrift für Psychiatrie, LX. 1903, S. 36.

forschung Anhaltspunkte für das Gegenteil gewonnen sind. Im einzelnen Falle müssen eben immer auf das Genaueste Erhebungen über hereditäre Belastung oder Veranlagung angestellt werden. Tatsächlich finden wir dann in den meisten Fällen, dass die sekundär erkrankte Person nicht als nach jeder Beziehung psychisch intakt aufgefasst werden darf, so wie es in dem 2. Falle von E. Meyer auch zutrifft.

O. Riedel*) erwähnt den Fall eines Lehrers, der psychopathisch veranlagt und erblich belastet im Anschluss an Misserfolge und Enttäuschungen des Berufslebens geistig erkrankte, indem er sich verfolgt wähnte, bizarre Schriften erscheinen liess, Beleidigungsdelikte im Sinne seines ausgebreiteten Wahnsystems beging usw. Ganz allmählich hatte auch seine 38jährige, kräftig gebaute, gut genährte Frau, die, soweit die Feststellungen ergaben, frei von erblicher Belastung war, und niemals psychisch etwas Auffallendes dargeboten hatte, sich die gleichen Wahnideen zu eigen gemacht, sie glaubte sich beobachtet und verspottet, beging ebenfalls Beleidigungsdelikte und musste schliesslich entmündigt und interniert werden; manche Anzeichen sprachen für Sinnestäuschungen, vor allem Gehörshalluzinationen im Sinne der Wahnideen. Eine Heilung oder Besserung ist nach der Trennung von dem primär erkrankten Ehemann nicht erfolgt.

Bei einer derartigen, den Eindruck voller Zuverlässigkeit erweckenden Beobachtung haben wir keinen Anlass, bei der Frau an die Auslösung einer schlummernden Disposition zu glauben, sondern die einzige ernste Ursache der Erkrankung können wir, vom Standpunkt unserer heutigen Erkenntnis, lediglich in dem psychischen Einfluss des geisteskranken Ehemanns erblicken. Es wäre somit ein Fall psychischer Induktion der reinsten Art, eine psychopathische Ansteckung oder Übertragung.

Unter den Fällen Schönfeldt's haben wir in dem gleichen Sinne schon den ersten erwähnt, bei dem der geisteskranke Julius L. den Anstaltswärter Oskar K. und dessen Bruder Karl K. psychisch induzierte, so dass beide in ganz ähnlicher Weise unheil-

*) Über psychische Infektion und induziertes Irresein. Vierteljahresschrift für gerichtl. Medizin und öffentl. Sanitätswesen, 3. Aufl. XIV, 2. S. 244. 1897.

bar erkrankten. Hier ist der Ausschluss einer psychopathischen Belastung oder Veranlagung schon schwieriger, da von Oskar K. wenigstens berichtet wird, er sei ein etwas sinnender Mensch, also kein psychisch absolut vollwertiges, einwandfreies Individuum gewesen. Ebenso etwas psychopathisch veranlagt ist die sekundär mit Wahnideen und Sinnestäuschungen erkrankte Haushälterin eines primär erkrankten Paranoikers in dem Falle von Witte*).

Gerade bei Erkrankungen des Irrenpflegepersonals sollte man immer den Verdacht prüfen, ob sich nicht eine Prädisposition nachweisen lässt, da eben vielfach Personen, die auf Grund eigener psychischer Deviationen leichteren Grades für die psychischen Abnormitäten ein besonderes Interesse haben, sich der Irrenpflege gerne widmen, ein Satz, der cum grano salis auch für Irrenärzte eine gewisse Geltung hat.

Besonders heikel ist die Frage, welche Arten von Psychosen bei einer so streng gefassten Form der Übertragung überhaupt in Betracht kommen. E. Meyer hat selbst unter Heranziehung einer deutlichen Prädisposition bei der induzierten Personen lediglich die Paranoia angeführt, die Hysterie aus dem angeführten Grunde zurückgewiesen, und z. B. hinsichtlich der Manie sich dahin ausgesprochen, dass wohl eine motorische Unruhe, vielleicht auch auffallend heitere Stimmung und eine gewisse Ideenflucht durch ungewohnte Nachahmung flüchtig übertragen werden dürfte, aber eine eigentliche Übertragung der Manie er sich schlechterdings nicht vorstellen könne. In der Tat stimmen die meisten Autoren darüber überein, dass die Paranoia die Induktionspsychose par excellence repräsentiere.

Die durch äussere Gifte bedingten Krankheiten bleiben natürlich ausser Frage, nicht zu reden von traumatischen Affektionen; ebenso jene Krankheiten, bei denen augenscheinlich Infektion und Stoffwechselstörung das Wesentliche bilden, wie die Paralyse, die Hirnlues, auch das Erschöpfungsirresein, die thyreogenen Fälle usw. Hierüber brauchen wir kein Wort zu verlieren.

Schwieriger steht es um die gewöhnlich als endogen bezeichneten Formen. Bei Hysterie handelt es sich um eine An-

*) Ein Fall von induziertem Irresein. Allg. Zeitschrift für Psychiatrie LX, 1903.

lage, die offenbar mit auf die Welt gebracht wird, freilich späterhin, symptomatisch betrachtet, gerade in der psychischen Beeinflussbarkeit ihr Charakteristikum findet. Bei der Epilepsie wird vor allem die Unbeeinflussbarkeit durch psychische Faktoren vielfach als differentialdiagnostisches Merkmal gegenüber der Hysterie betont, gelegentlich freilich in einer zu extremen, selbst die Fälle von Schreckepilepsie im Kindesalter leugnenden Weise. Die senilen Psychosen im weitesten Umfange verfügen in der regressiven Veränderung des Hirns, insonderheit Arteriosklerose, über eine leicht ersichtliche Prädisposition für den Ausbruch psychischer Erkrankungen.

Per exclusionem kommen wir somit auf eine verhältnismäßig kleine Reihe von Seelenstörungen, einmal die zweifellos dem manisch-drepressiven oder zirkulären Irresein angehörenden Formen, dann auf eine Gruppe von Depressionszuständen, deren Einreihung in jene Kategorie doch noch schwerwiegende Bedenken gegenüberstehen, weiterhin auf das grosse Gebiet der Dementia praecox und schliesslich auf die Paranoia.

Gerade die manisch-depressiven Formen zeichnen sich aus durch eine weitgehende Heredität, meist gleichartigen Charakters; wenn die Autoren auch noch in ihrer Annahme zwischen rund 70 und 90 % aller Fälle schwanken, so geht hieraus doch schon hervor, dass es sich in der ganz überwiegenden Mehrzahl dieser Fälle um eine Prädisposition handeln muss. Wie man sich etwa die Übertragung einer Manie im einzelnen vorstellen könne, dieser eigenartigen Alteration der Stimmung nicht nur, sondern auch der Psychomotilität und des Vorstellungsverlaufes, vor allem aber auch unter Rücksicht auf die Tendenz zu wiederholten Anfällen, davon können wir uns tatsächlich kein, wenn auch noch so skizzenhaftes und hypothetisches Bild entwerfen. Im übrigen liefern die Anfälle dieser Psychose ja die besten Beispiele, wie bei einer bestehenden Prädisposition ein äusserer Anlass, auch psychischer Art, zur A u s l ö s u n g einer neuen Attaque führen kann.

Versuchen wir hinsichtlich der Verblödungsprozesse sowie der Paranoia uns irgend eine Vorstellung über die Möglichkeit einer psychischen Übertragung zu bilden, so versagt freilich auch dabei alsbald der Schatz unserer bisher gewonnenen psychiatrischen Lehrsätze. Bei der Ätiologie der Dementia praecox finden wir in einem grossen Teil der Fälle, nach Mucha in 75%, den hereditären Faktor vertreten. Für diese Auffassung, dass eine tiefgreifende Prädisposition für die jugendlichen Verblödungsprozesse ziemlich ebenso bedeutsam ist wie für die manisch-depressiven Störungen, spricht ja auch die Erfahrung, die Kraepelin*) 1904 in seinen Vorträgen zu Ansbach und Baden-Baden wiedergegeben hat, dass auch unter den Malaien in Java gerade jene beiden Gruppen von Erkrankungen verhältnismäßig häufig vorkommen. Auch die aus manchen Anzeichen hervorgehende Alteration des Gesamtstoffwechsels bei Dementia praecox lässt eine Beeinflussbarkeit von aussen her wenig wahrscheinlich klingen. Die Symptomatologie selbst, wenigstens bei den katatonischen Formen mit ihren furibunden Erregungen und den intensiven Stuporzuständen erschwert noch mehr die Annahme, dass hier irgend ein Einfluss, der auf das Bewusstsein des Kranken eingewirkt habe, eine derartige Erscheinung hervorbringen könne. Vor allem das auch bei ruhigen Fällen weit verbreitete Symptom des Negativismus sollte eher eine Unzugänglichkeit für psychische Einflüsse erwarten lassen.

Trotzdem wird man nicht an dieser grossen Gruppe vorbeigehen können, wenn man sucht, die Fälle psychischer Induktion in ein klinisches Bild zu bringen. Bei den von den Autoren vielfach als Paranoia bezeichneten Fällen finden sich manche, die nach der Kraepelin'schen Nomenklatur und Klassifikation anders zu beurteilen wären. Wenn Kraepelin auch bei seiner echten Paranoia mit ihrer langsamen Entwicklung eines dauernden, unerschütterlichen Wahnsystems bei Erhaltung der Klarheit und Ordnung im Denken, Wollen und Handeln doch wenigstens seltene Sinnestäuschungen zugibt, so sind doch Fälle, wie die von Schönfeldt beschriebenen Brüder Oskar und Carl K., mit ihrer Erstarrung, Katalepsie, Stummheit offenbar nicht mehr darunter zu subsumieren, sondern wir müssen sie als paranoische Form der Dementia praecox auffassen.

Angesichts derartiger, zuverlässig beobachteter Fälle muss man gestehen, dass es sich bei den sekundär Erkrankten nicht

*) Vergleichende Psychiatrie, Centralbl. f. Nervenheilk. u. Ps. 1904, S. 433.

allein um Paranoia im strengen, systematisierenden Sinne zu handeln braucht, sondern auch paranoide Verblödung durch Induktion hervorgerufen werden kann. Eine weitere Perspektive wäre im Anschluss daran eben die, dass die Grenzscheide zwischen der systematisierenden Paranoia Kraepelin's und seiner paranoiden Demenz in Wirklichkeit doch nicht so scharf ist, wie es nach den letzten Darstellungen seines Systems erscheint, das die beiden Krankheiten ja weit von einander abrückt. Dieser Punkt wurde schon von mancher Seite berührt und erscheint in der Tat noch diskutabler, wenn man erwägt, dass der einzige Fall, der in Kraepelin's „Einführung in die psychiatrische Klinik" *) die nichtquerulierende Paranoia repräsentiert, durch die eingehende Analyse, die Schneider**) eben demselben Kranken gewidmet hat, durchaus zweifelhaft erscheint. Der 66jährige Patient K. zeigt seit seinem 34. Lebensjahre dasselbe Bild, Verfolgungsideen unter auffälliger Reaktionslosigkeit und Gleichgiltigkeit gegen seine Interessen, daneben auch Sinnestäuschungen, während nichts für langjährige Entwicklung des Zustandes spricht, so dass Schneider zur Anschauung gelangt, dass es sich bei jenem paradigmatischen Falle um das Produkt eines schnell und nicht sehr lebhaft abgelaufenen Krankheitsprozesses mit restierendem Schwachsinn handelt, und er daraufhin überhaupt die Paranoia nicht als Krankheit sui generis, sondern als Symptomenkomplex auffassen möchte.

Jolly hat in einem Referat***) über die 4. Auflage des Kraepelin'schen Lehrbuches von „schwer flüssigen Stellen" gesprochen, die der systematischen Darstellung des ganzen Stoffes noch entgegenstehen, und als solche besonders die Grenzgebiete zwischen den akuten Verwirrtheitszuständen und der chronischen Paranoia bezeichnet. Ist auch durch die Ausarbeitung der Lehre vom manisch-depressiven Irresein sowie den jugendlichen Verblödungsprozessen manches dunkle Gebiet aufgehellt worden, so fehlt es doch noch an einer endgiltigen

*) Leipzig 1904. S. 147.

**) Ein Beitrag zur Lehre von der Paranoia (der Fall K.). Allgem. Zeitschrift für Psychiatrie, 1903. LX. S. 65—110.

***) Arch. f. Psychiatrie, 1903. XXV. S. 864.

Beleuchtung für das Grenzgebiet zwischen der paranoiden Demenz und der systematisierenden Paranoia. Ähnlich spricht sich Liepmann im Centralblatt für Nervenheilkunde und Psychiatrie 1904, S. 629 aus. In unserem Zusammenhang bleibt schlechterdings nichts anderes übrig, als diese Fragen noch in suspenso zu lassen und an Stelle des Versuchs, die oben erwähnten Fälle psychischer Übertragung in ein System zu pressen, lediglich die klinische Erfahrungstatsache zu konstatieren, dass einwandfreie Fälle von Induktion, auch ohne den Hilfsfaktor einer nachweisbaren psychopathischen Anlage und hereditären Belastung, sowohl bei einem blossen Wahnsystem als auch bei Wahnbildungen mit Sinnestäuschungen und Symptomen aus dem Bereich der Dementia praecox zur Beobachtung gelangt sind.

Es bleibt noch die Gruppe der selbständigen Depressionszustände übrig, selbständig, insoferne dabei die dem manischdepressiven Irresein und den Verblödungsprozessen angehörenden Zustände nicht gemeint sind, also im wesentlichen die Melancholie im engeren Sinne, die Kraepelin mit guten Gründen verteidigt gegen den Versuch Thalbitzer's*), sie ganz im manisch-depressiven Irresein aufgehen zu lassen. Allerdings lässt sich das Auftreten der eigenartigen depressiven Erkrankung mit mehr oder weniger ausgeprägten Wahnbildungen ohne Störung der Psychomotilität und des assoziativen Denkens, ohne Häufung von Sinnestäuschungen, vorwiegend von den Involutionsjahren ab beobachten. Dass in früherer Lebenszeit, etwa den 30er Jahren, nicht auch schon derartige Fälle vorkommen, lässt sich schwer in Abrede stellen, selbst Kraepelin**) äussert sich vorsichtig dahin, dass die überwiegende Mehrzahl von Depressionen, also doch nicht alle, in den jugendlicheren Altersstufen nicht zur Melancholie zu rechnen sei. Als prädisponierende Basis kann wohl fast immer die Involution gelten, aber dabei handelt es sich um ein Moment sehr allgemeiner Natur, das ja alle Menschen betrifft und für gewöhnlich keineswegs so tief in den Organismus

---

*) Den manio-depressive psykose. Kopenhagen 1902.
**) Psychiatrie, VII. Aufl., Bd. II. S. 460.

eingreift wie etwa Gravidität und Puerperium oder schwere Infektionskrankheiten usw. Fernerhin sehen wir in solchen Fällen öfter auch noch einen psychischen Einfluss, wenigstens an der Auslösung des Krankheitsprozesses, beteiligt, so dass von vornherein die Frage, inwieweit hier eine psychische Induktion in Betracht kommen könne, durchaus gerechtfertigt erscheinen muss. Gerade der vorwiegend affektive Charakter der Krankheit bildet eher eine Annäherung der Möglichkeit psychischer Induktion, lehrt doch schon die normale Psychologie, dass gerade lebhafte Affekte besonders leicht übertragen werden können. Wahrscheinlich ist auch in Fällen induzierter Paranoia der affektive Faktor dieser Krankheit, dessen Bedeutung wir neuerdings, vor allem durch die Arbeiten von G. Specht und Anderen, immer mehr würdigen gelernt haben, viel wichtiger für die Vorgänge, als z. B. aus E. Meyer's Ausführungen, der das Wesentliche in der Übertragung des Wahnsystems sieht, zunächst hervorgeht.

Die Übertragung einer depressiven Affektion, deren klinische Deutung beim Sekundären als Involutionsmelancholie am nächsten liegt, von Seiten der primär erkrankten Ehefrau des Patienten, deren Depression allerdings der ganzen Entwicklung nach als periodisch, bezw. dem manisch-depressiven Irresein angehörig zu betrachten ist, konnte ich beobachten in folgendem Falle:

Eine Landwirtsfrau hatte als Kind von 3 Jahren Krämpfe, später angeblich keine Kinderkrankheiten, sie lernte gut und menstruierte vom 16. bis 48. Lebensjahre regelmäßig. Mit 25 Jahren heiratete sie, 2 Kinder starben in den ersten Wochen, 3 blieben am Leben, eines davon wurde wegen Drüsen am Hals operiert, ein Sohn wurde wegen Herzleidens militärfrei. In der Familie seien keine Geistes- oder Nervenkrankheiten vorgekommen.

Mit 25 $^{1}/_{2}$ Jahren wurde sie nun gemütskrank, als sie eines der Kinder schon in der vierten Woche stillte. Sie hatte keine Freude mehr am Leben, konnte nicht mehr arbeiten, klagte viel, schlief schlecht, ass sehr wenig und verspürte Brechreiz. Nach einem Jahre war der Zustand wieder vergangen, doch war sie gewöhnlich nicht so fröhlich wie die andern Leute.

Mit 50 $^{3}/_{4}$ Jahren erkrankte sie wieder in ähnlicher Weise wie damals. Sie wurde traurig, hatte kein Interesse mehr an Allem, konnte nichts Rechtes mehr arbeiten, am liebsten war ihr, wenn sie nichts zu tun brauchte. Sie wollte von nichts hören, weil Alles sie angreife. Wenn sie in der Zeitung von fremdem Unglück las, machte sie sich Sorgen darüber. Meist kann sie es nicht recht fassen, was sie liest. Sie hat auch schon daran gedacht, sich selbst etwas zu Leide zu tun, doch hat sie noch keine Anstalten derart getroffen. Die Depressionszustände zogen sich jahrelang hin. Der Schlaf und auch der Appetit besserten sich allmählich.

Die körperliche Untersuchung ergab ausser höchst defekten Zähnen und recht lebhaften Patellarreflexen nichts Abnormes.

Auffassung und Orientierung waren gut, das Gedächtnis hinreichend, die Kenntnisse entsprachen dem Bildungsgange, das Rechnen ging etwas langsam.

Im 5. Jahre zeigte sich etwas Rededrang. In mäßigem Tempo trug die Patientin ihre Beschwerden vor, ohne aufzuhören. Sie wiederholte nicht ihre Redewendungen, sondern sie variierte ihr Thema in unerschöpflicher Weise. Allmählich schritt die Besserung vor, Pat. meinte, die Arznei und der ärztliche Rat seien gut für sie, damit wäre ihr schon halb geholfen. Ihre früher deprimierten, etwas schlaffen Züge sehen jetzt resolut aus, sie ist recht redselig, führt das Wort für ihren Mann und spricht ihm Mut zu.

Doch im 6. Jahre klagte sie noch, sie möchte immer noch nichts zu Hause arbeiten, am liebsten würde sie alles wegschmeissen. Besser fühle sie sich wohl, es komme ihr aber jetzt Alles durch den Sinn, was nur auf der Welt ist, von der Erschaffung der Welt an, auch alles Traurige, vom Gottesacker u. dgl. Dabei ist sie unternehmend und recht redselig. Weiter gibt sie an, dass sie jetzt sehr viel träume, allerlei dummes und garstiges Zeug. Der Puls war etwas frequent, 96 Schläge, die Patellarreflexe nicht mehr so lebhaft wie früher, die Zunge zitterte ein wenig. Der Appetit war gut. Das Körpergewicht stieg an. 7—8 Jahre nach Beginn dieser 2. Erkrankung fühlte sie sich wieder im ganzen wohl und genesen, nur ab und zu werde sie noch von Gedanken geplagt. —

Ihr Mann, ein Landwirt, ist ½ Jahr älter. Eine Schwester von ihm sei auffallend fromm gewesen, eine Schwester der Grossmutter sei gemütskrank, doch nicht in der Anstalt gewesen. Als Kind war er gesund, als junger Mann habe er Lungenentzündung gehabt. Er sei ein mittlerer Schüler gewesen, habe nicht so gut alles im Gedächtnis behalten. Immer sei er etwas ängstlicher Art gewesen, so wenn er z. B. einen Schieferdecker auf einem Dach sah.

Mit 55¼ Jahren, also nachdem die 2. depressive Erkrankung der Frau schon einige Zeit im Gang war, zeigte auch er krankhafte, trübe Stimmung. Ausser dem Leiden der Frau waren noch hinzugekommen die Sorgen über die Schwierigkeiten bei der ihm übertragenen Kassenführung des Raiffeisenvereins, ferner über die Eheschliessung einer Tochter.

Er äusserte Angst, sein Kopf sei angegriffen. Die Bewegungen waren langsam, in der Arbeit brachte er nichts mehr fertig; öfter fährt er ängstlich zusammen; das ganze Leben sei ihm verleidet, jedoch habe er noch nicht an Selbstmord gedacht. Der Stuhlgang wurde träg; obwohl der Appetit noch leidlich war, nahm Patient 20 kg ab. Der Schlaf wurde schlechter, oftmals noch keine 4 Stunden lang.

Die Untersuchung ergab etwas Arteriosklerose, besonders an der rechten Temporalarterie, dann leichten Tremor der Zunge; bei Rombergprüfung gab Patient an, er fühle sich schwindelig.

Auffassung und Orientierung, Kenntnisse und Gedächtnis sind intakt.

Im Laufe des nächsten Jahres hält der Zustand an. Der Appetit ist andauernd schlecht, dabei meint Patient, die Speisen schmecken jetzt anders als früher. Der Schlaf ist mangelhaft, manchmal tritt die ganze Nacht kein Schlaf ein, gewöhnlich wacht Patient sehr früh auf. Öfter falle er in eine Art „Totenschlaf“ und wisse gelegentlich nicht, wo er sei, wenn er aufwacht. Die Stimmung ist besonders Vormittags stark depressiv, Abends etwas leichter. Er meint, es lange nicht, er hätte nichts mehr zu leben, ihm sei nicht mehr zu helfen; er sagt, seine Frau, die damals schon resolut zu werden anfing, hätte den Grössenwahn und er hätte den Hungerwahn. Auch das

Gedächtnis sei manchmal mangelhaft, er versuche Karten zu spielen und vergesse dabei allerlei. Arbeiten könne er gar nicht mehr. Der Predigt in der Kirche könne er nicht recht folgen, er müsse sich anstrengen, dass er ordentlich acht gebe. Manchmal versuche er Nachts zu beten, doch bringe er kein rechtes Gebet in Gedanken zusammen.

Noch nach fast 2jähriger Dauer des Leidens fühlt sich Patient schlaff und müde, meint, er könne sich nichts mehr merken, doch fängt er allmählich wieder an, mit den Leuten zu reden, arbeitet im Feld etwas mit und wird nicht mehr so viel von den trüben Gedanken geplagt.

Nach mehr als 3jähriger Dauer hat sich das Leiden vollständig verloren, während damals die Depression der Frau noch einige Zeit in leichterem Grade anhielt.

Die Depression der Frau können wir um so eher zu dem manisch-depressiven Irresein rechnen, als es sich nicht nur um den 2. Anfall im Leben handelt, sondern auch allmählich das Krankheitsbild deutlich manische Züge aufwies. Die Frau wurde redselig und unternehmend, sie schildert in einer charakteristischen Weise die Ideenflucht, die ihr alles Mögliche, was es auf der Welt gibt, durch den Sinn ziehen lässt und sich auch in lebhaften Träumen äussert, während eine leichte psychomotorische Hemmung, von der sprachlichen Erregung abgesehen, noch anhielt. Nachdem dieser Mischzustand von Ideenflucht und Rededrang aus der manischen Phase, depressiver Stimmung und leichter Hemmung aus der depressiven Phase abgeklungen war, ist die Frau von ihrem leichten, aber ungemein protrahierten Anfall geheilt.

Bei ihrem Manne, der in ganz ähnlicher Weise wie die Frau klagte, auch arbeitsunfähig war und dabei körperlich durch Appetit- und Schlaflosigkeit ähnliche Beschwerden zeigte, ist nun keinerlei Nachweis für einen zirkulären oder manisch-depressiven Charakter der Gemütsstimmung zu führen. Er war früher immer gesund, in geringer Weise psychopathisch disponiert und lässt, so überraschend sonst die beiden Landleute in ihrem Auftreten einander ähnelten, doch keine Spur von Rededrang oder Ideenflucht erkennen, während die Klagen sich zeitweise in einer Weise fixieren, die an den Verarmungswahn der Melancholiker lebhaft erinnert.

Wenn wir den Fall in ein klinisches System bringen wollen, so lässt er sich am ersten als eine Involutionsmelancholie auffassen, deren Ausbruch aber augenscheinlich beeinflusst, um nicht zu sagen bedingt war durch das Zusammenleben mit der gleichfalls schwer deprimierten Frau. Die äussere Form des Leidens schloss sich in der ersten Zeit eng an die Krankheitsäusserungen der Frau an. Die Krankheit des Mannes nahm aber insoferne einen selbständigen Verlauf, als sie vor der der Ehefrau zur Genesung führte, ohne dass eine Trennung der beiden Patienten eintrat.

Wir können in Zusammenfassung der letzten Betrachtungen zunächst den Satz aufstellen: Es kommt vor, dass im Anschluss an die primäre Erkrankung einer Person eine zweite, mit jener eng zusammenlebende Person, ebenfalls geistig erkrankt in einer Form, die der primären ausserordentlich ähnlich sieht, aber ihren selbständigen Verlauf nimmt, ohne dass dabei das zufällig gleichzeitige Auftreten ähnlicher Geistesstörungen bei zwei gleichmäßig disponierten, blutsverwandten Personen anzunehmen wäre oder dass der Gedanke an blosse Auslösung bereits in der zweiten Person schlummernden Disposition nahe läge.

Die Krankheitsbilder der induzierten Patienten gehören der Paranoia oder der paranoiden Demenz oder auch depressiven Formen an.

Diese erste Gruppe, die also von der Schönfeldtschen Induktions-Psychose im engern Sinne noch abgetrennt werden muss und den ausgeprägtesten Fall einer psychopathologischen Beeinflussung darstellt, wollen wir als psychopathologische Übertragung bezeichnen.

Eine zweite Gruppe von Induktion wäre die psychopathologische Auslösung; hierher gehören zunächst jene zahlreicheren Fälle, die von Schönfeldt angeführt werden, vor allem die gemeinsame Erkrankung von Geschwistern, wobei nicht nur die Gleichzeitigkeit, sondern auch die Gleichartigkeit der Erkrankung eine Rolle spielt. Es lässt sich in den Fällen einer derartigen Erkrankung Blutsverwandter wohl nicht behaupten, dass ohne den Einfluss des primären die sekundäre Person geistig gesund geblieben wäre, aber die Zeit des Auftretens und im ganzen auch die der primären Erkrankung ähnliche Form bei der sekundären Person macht es doch wahrscheinlich, dass diese Faktoren von dem Zusammenleben und von der geistigen Verarbeitung der durch die primäre Erkrankung bedingten Eindrücke abhängig sind. Es kommen die verschiedensten Abstufungen hinsichtlich der Intensität der Beeinflussung vor.

Hierher gehört ein grosser Teil der in der Literatur als induziertes Irresein oder auch mit den ziemlich nichts sagenden Namen folie à deux, à trois usw. beschriebenen Fälle. Nicht dazu rechnen darf man freilich die von Schönfeldt abgetrennten Fälle, in denen nur einzelne psychopathische Züge übertragen worden sind, worauf wir bei der letzten Gruppe noch zurückkommen.

Dass wirklich die sekundäre Psychose selbständig andauert, wie es Schönfeldt verlangt, sollte nicht als Kriterium gelten, vielmehr hängt das von der Art der Psychose ab. Handelt es sich um eine Paranoiaform, so liegt darin freilich die Dauer eingeschlossen, andernfalls wäre eben keine Paranoia, sondern nur eine Reihe wahnhafter Vorstellungen übertragen worden, die nachher wieder verschwinden können, also eine sogenannte folie imposée nach Marandon de Montyel.

Ausgelöste Paranoia und paranoide Demenz sind in den obigen Fällen schon mehrfach vertreten.

E. Meyer*) bringt als anschauliches Beispiel den Fall, dass eine Frau im Laufe einer Lungenentzündung einen sehr heftigen Erregungs- und Verwirrtheitszustand mit vielen Sinnestäuschungen und lebhaftem Stimmungswechsel bekam, worauf alsbald ihre jüngere Schwester, die sie unter grossen Sorgen gepflegt hatte, an einer leichten manischen Erregung ohne wesentliche Verwirrtheit erkrankte. Die letztere Patientin erholte sich in der Klinik rasch und vollständig, ja sie konnte sich noch an der Pflege der älteren Schwester beteiligen, die erst nach Monaten genas.

Wollte man in unserem obigen Beispiel eines depressiven

*) Archiv f. Psychiatrie, XXXIV. S. 223.

Ehepaares die ätiologischen Angaben über Heredität und psychopathische Veranlagung besonders schwerwiegend finden, so müsste man auch da sagen, der Mann ist wohl unter dem Einfluss der Depression seiner Frau zu jener Zeit erkrankt, wäre aber auch wohl ohne diesen Umstand sehr leicht einer Psychose verfallen, womit dann die Einreihung in die 2. Gruppe notwendig wäre.

Bei dieser Form der Beeinflussung kommt es eben nicht darauf an, dass die beiden Kranken genau dieselbe klinische Krankheit aufweisen, sondern lediglich eine symptomatische Ähnlichkeit kann genügen, wie in dem Falle, dass Hysterische beim Anblick eines epileptischen Anfalls epileptiforme Symptome darbieten.

Unter unsern Schilderungen der psychischen Epidemien kommt der geisteskranke Jessberger für diese Gruppe als Paradigma in Betracht. Er war von Jugend auf schwach beanlagt und zeitlebens etwas absonderlich, aber akut psychotisch wurde er doch erst im Gefolge jener psychisch erregenden Begebenheit, die sein ganzes Dorf betroffen und in Unruhe versetzt hatte, während er selbst besonders lebhaften Anteil an den hysterischen Angaben der K. Eitel nahm, deren Wundervorstellungen er acceptierte und mit der er schliesslich noch Betstunden abhielt; daraufhin muss immer als nächste Annahme die bezeichnet werden, dass lediglich dem Einfluss dieses Vorstellungskreises, die Mutter Gottes sei erschienen und verlange besonders eifrige Verehrung, unter ätiologischer Verknüpfung mit dieser Angelegenheit die spätere Psychose ausbrach, die doch schliesslich zu seinem Tode führte.

Anders liegt der Fall bei der Frau Reiher. Sie wurde offenbar nicht durch Berührung mit der geisteskranken Frau Hein beeinflusst, sondern die psychische Erregung über die üble Nachrede, der Gram über die heftigen Vorwürfe der Familie und des ganzen Dorfs hatten bei ihr die Disposition zur Auslösung gebracht. Diese Momente hatten die gleiche Bedeutung wie andere psychische Krankheitsursachen, Schreck, Trauer usw., aber eine B e e i n f l u s s u n g d u r c h d e n V e r k e h r m i t e i n e r g e i s t e s k r a n k e n P e r s o n ist hier n i c h t anzunehmen.

Den Löwenanteil an dieser Gruppe psychopathischer Auslösung bei einer Person durch den Einfluss einer andern psychisch abnormen Person kann die Hysterie für sich in Anspruch nehmen. Jene Klosterepidemien, wie sie z. B. Friedmann*) aus dem Kloster der Ursulinerinnen zu Loudon (1632) beschreibt, gehören hierher, ebenso wie die mannigfachen Schulepidemien, ausschliesslich in Mädchenschulen und Internaten, so noch vor kurzem eine Zitterepidemie in einer Mädchenschule zu Basel. In der Literatur sind eine grössere Reihe derartiger Beobachtungen niedergelegt, so unter anderm auch „eine hysterische Hausepidemie" von M. Neumann.**) Gerade bei diesen Fällen erweist sich das Schönfeldt'sche Kriterium nicht ganz als ausschlaggebend: Die sekundär Erkrankten brauchen keineswegs schwere hysterische Symptome zu zeigen, sondern je nach dem Grade der hysterischen Veranlagung können sich die einen nach Trennung von dem primären Falle ganz bessern und beruhigen, während Andere lange Zeit oder für immer deutlich hysterische Symptome darbieten.

Es wäre leicht, hier Beispiele zu häufen, wie sie sich in verschiedenen Werken gesammelt finden; verwiesen sei nur auf die meist eine reiche Literatur hierüber enthaltenden Arbeiten von Carus***), Hecker†), Hack-Tuke††), Kirchgässer†††), Friedmann*†). Um wenigstens zu zeigen, dass psychische Epidemien keineswegs eine Seltenheit waren, seien hier eine Reihe von Fällen ganz kurz erwähnt. Zu den bekanntesten gehört das vielfältige Auftreten der Geissler oder Flagellanten von der Mitte des XIII. Jahrh. ab. 1237 erkrankten in Erfurt über 100 Kinder psychisch, 1278 in Utrecht etwa 200, 1374 herrschte in Aachen eine Tanzwutepidemie. Gerade sogenannte choreo-

*) Über Wahnideen im Völkerleben. Wiesbaden 1901.

**) Monatsschrift für Psychiatrie und Neurologie, 1899, Bd. V.

***) Über Geistesepidemien der Menschheit, Leipzig-Meissen 1852.

†) Die grossen Volkskrankheiten des Mittelalters, herausgegeben v. A. Hirsch, Berlin 1865.

††) Geist und Körper, übersetzt von Kornfeld. Jena 1888.

†††) Über epidemisch auftretende Krämpfe. Diss. Bonn 1892.

*†) Über Wahnideen im Völkerleben. Grenzfragen des Nerven- und Seelenlebens VI/VII, Wiesbaden 1901.

manische Epidemien sind aus dem Altertum und frühesten Mittelalter nicht wenige überliefert. Bekannt wurde die Predigerepidemie bei den Hugenotten im Anschluss an das Edikt von Nantes. 1731 häuften sich derartige Fälle in epidemieartiger Weise zu Paris am Grabe des 4 Jahre vorher gestorbenen, im Geruch der Heiligkeit stehenden François de Paris. Das letzte Jahrhundert zeigte die Predigerkrankheit in Schweden 1841—1854 am Wenernsee, 1858 in Dalekarlien und 1866/68 an anderen Orten des Landes.

1857—1862 kam zu Morzine in Savoyen eine Epidemie grösseren Umfangs vor mit Besessenheitsaberglaube und Exorzismus, 1852/53 die Predigerkrankheit im südlichen Baden, 1878 eine psychische Epidemie in Verzegnis, und 1888 ein epidemisches Auftreten von Predigten und Krämpfen junger Mädchen zu Nilsiac in Finnland.

Auch die Völkerkunde gibt eine Fülle von Beispielen derart, so berichtet Pearce über eine Tanzseuche im Anfang des 19. Jh. in Abessinien, ferner wurde eine derartige epidemische Choreomanie 1863/64 in Madagaskar beobachtet. Auch von Lappen (1668/73) und von Samojeden wurden derartige Epidemien berichtet.

Zweifellos sind auch regelmäßige Erscheinungen in fremden Kultusübungen derart aufzufassen, dass zunächst durch die Art des Kultus, insbesondere lebhaftesten Tanz und Gesang, die Gesamtheit der Teilnehmer in eine Ekstase, eine leichtere psychische Alteration versetzt wird, dabei aber einige besonders disponierte Individuen in heftigere psychopathische Zustände vor allem hysterischer Natur verfallen. Dieser Vorgang spielt sich nahezu alltäglich ab bei der muhamedanischen Sekte der heulenden Derwische, bei denen die stundenlangen, auch körperlich ungemein anstrengenden Exerzitien gewöhnlich die Folge haben, dass der eine oder andere Teilnehmer in Krämpfe verfällt.

Den vielfach beobachteten psychisch-epidemischen Ereignissen in Internaten sei noch eine weitere Liste angefügt. Vor allem die Nonnenklöster stellen ein grosses Kontingent. So sind derartige Epidemien schon ausgebrochen im Brigittenkloster zu Xanten, dann in Hessimont bei Nymwegen, im Nazaretkloster zu Köln, ferner zu Hensberg im Herzogtum Cleve, zu

Kintorp bei Hamm (1552), zu Uvertot in der Grafschaft Horn, dann 1560 in einem Kloster in der Nähe von Köln, 1609 — 1611 bei den Ursulinerinnen zu Aix, 1642 im Elisabethenkloster zu Louviers, weiterhin in einem Kloster zu Cambrai, in Lille, in Auxonne, dann bei den Benediktinerinnen in Madrid, noch 1854 in einem elsässischen Kloster u. s. w.

Hierbei zu erwähnen sind noch die kürzlich von W. Subotik jun.*) beschriebenen Rusalien im Königreich Serbien. Alljährlich tritt in dem serbowallachichen Dorf Duboka beim Pfingstfest eine psychische Endemie auf, die das Volk die Rusalien nennt und über die alte Sagen existieren. Vor allem Mädchen und Frauen erkranken beim Essen oder Tanzen, auch im Gehen und Stehen, sie werden bleich, verspüren Schwindel und Übelkeit, sie zittern, laufen und springen umher, halluzinieren auch und fallen nieder, alles in einer an Hysterie erinnernden Weise.

Schulartige Einrichtungen, vor allem Waisenhäuser und Mädcheninternate sind weiterhin ein Hauptschauplatz psychischer Epidemien; so 1670 das Waisenhaus zu Horn. Dann finden wir in Hölschers Annalen 1839 angeführt epidemische Erkrankungen von hysterischen Mädchen im Waisenhaus zu Emden, Waisenhaus zu Eisenach, Waisenhaus zu Neuhütten bei Weinsberg, in einer Schule im Regierungsbezirk Minden usw., wobei es sich um 3 bis 14 Fälle handelte. Im Armenhause zu Haarlem, im Waisenhaus zu Mailand, dann in einem Erziehungsinstitut in Schottland wurden ähnliche Beabachtungen gemacht. 1870 beobachtete Magnan eine Epidemie mit Krämpfen und Kontrakturen in der Mädchenschule zu Gentilly, 1877 Seeligmüller die psychisch epidemische Erkrankung von 9 Arbeiterinnen eines Vorwerks Rödgen bei Sandersleben, und 1887 kam eine Schulepidemie zu Schwanheim bei Höchst a. M. vor. Bis in die letzten Tage lassen sich derartige Beobachtungen verfolgen. Hagenbach beschrieb eine solche Epidemie in Basel 1892, Rieger**) berichtete über eine psychische Seuche in der obersten Klasse einer Mädchenschule

*) Jahrbücher für Psychiatrie und Neurologie, XXII (Festschrift für v. Krafft-Ebing).

**) Zentralblatt für Nervenheilkunde, 1892 VII., VIII.

zu Biberach, Hirt*) über hysterische Krämpfe in der schlesischen Dorfschule zu Gross-Tinz bei Liegnitz; R. Wehner**) schildert epidemische Krämpfe mit Zuckungen in einer Mädchenschule zu Neuwied, Leuch***) hysterische Zitteranfälle in einer Mädchenschule zu Zürich, Berdach†) eine Epidemie von Schluchzen und Zittern in einer Mädchenklasse zu Wien, von Hollwede††) eine hysterische Epidemie bei 42 Mädchen zu Braunschweig.

Nur mit grosser Reserve behält hier das Wort von Wollenberg Geltung, dass Dank der zunehmenden Bildung und Aufklärung psychische Epidemien eine Seltenheit geworden sind. Verstehen wir unter psychischen Epidemien nicht nur das gehäufte, ätiologisch verknüpfte Auftreten derartiger hysterischer oder auch paranoider Fälle, sondern auch jene, vom Standpunkt des normalen Denkens sich weit verlierenden psychischen Massenerregungen unter lebhafteren Störungen einzelner Teilnehmer, wie wir sie oben in 2 Beispielen geschildert haben, so muss man wohl der Diskussionsbemerkung Wildermuth's†††) Recht geben, die darauf hinweist, dass an Aberglaube und Kritiklosigkeit sich die grosse Menge des Volkes heutzutage nur wenig unterscheide von dem Niveau früherer Jahrhunderte.

Durch Henneberg's*†) inhaltsreiche Studien über den Spiritismus haben wir erfahren, dass nicht wenige geistig minderwertige und prädisponierte Individuen sich bei diesen Sitzungen beteiligen, vollkommen in dem Gedankengang der Spiritisten aufgehen und schliesslich im Zusammenhang damit das Bild einer psychischen Störung, mehrfach das eines chronischen spiritualistischen Besessenheitswahnes darbieten.

---

*) Berliner klinische Wochenschrift 1893.

**) IV. Gesamtbericht über das öff. Gesundheitswesen im Regierungsbezirk Koblenz, 1904.

***) Korrespondenzblatt für Schweizer Ärzte 1894.

†) Wiener medizinische Wochenschrift 1899.

††) Jahrbuch f. Kinderheilkunde 1898, II. III.

†††) Allg. Zeitschrift f. Psych. LXI., S. 403.

*†) Über Spiritismus und Geistesstörung, Arch. f. Psychiatrie XXXIV, S. 998 u. a.

Bei den grösseren Umfang annehmenden Epidemien sind vielfach die dem Urheber Nächststehenden, die Apostel des Primären, gerade durch ihre hysterisch bedingte, erhöhte Empfänglichkeit dazu getrieben worden und können somit Paradigmen für diese Gruppe psychopathischer Auslösung darstellen. Der Grad der Beeinflussung grösserer Mengen wechselt je nach der Empfänglichkeit der Individuen, so sehen wir zwischen Jessberger und den übrigen Dorfgenossen noch jene 7 heruntergekommenen, besonders gläubigen Familien eine Zwischenstellung einnehmen. Es pflegen ja auch bei intensiven Epidemien kleineren Umfangs meist nicht alle in einer Gemeinschaft befindlichen Personen zu erkranken. So handelt es sich in der von Kirchgässer*) beschriebenen Krampfepidemie 1891 um Schulkinder aus Mittelbach, von denen wohl 12 Mädchen, aber nur 2 Knaben erkrankten, während der Rest gesund blieb. Bekanntlich sind weibliche Personen weit mehr solchen epidemischen Affektionen ausgesetzt. Bei einer Epidemie unter den Arbeiterinnen einer Tabakfabrik zu Lyon**) erkrankte zunächst eine, gleich daraufhin noch 2, schliesslich immer mehr, bis 20, während die übrigen 40 Arbeiterinnen gesund blieben. Bei einer Krampfepidemie in der Charité***) hatte zunächst ein Mädchen, das früher einmal „Starrkrampf" gehabt hat, beim Besuch einer Freundin Krämpfe bekommen, 6 Patienten erkrankten sodann ebenfalls, darauf folgten noch 8 Mädchen und auch 2 junge Krankenwärterinnen, während im übrigen Patienten und Personal verschont blieben.

Ehe wir dazu übergehen, eine Analyse jener Fälle zu versuchen, in denen geistig völlig gesunde Menschen durch psychopathologische Einflüsse ihrer Umgebung aus dem psychischen Gleichgewicht, aber nicht zu einer Psychose gebracht werden, müssen wir erst noch einer Erscheinung gedenken, die wohl nicht von grosser praktischer Bedeutung ist, aber aus theoretischen Gründen doch mehr berücksichtigt werden sollte, als es gewöhnlich geschieht.

---

*) Epidemisch auftretende Krämpfe. Diss. Bonn 1892.

**) Hack-Tuke, Geist u. Körper, übersetzt von Kornfeld. Jena 1888 S. 47.

***) Hecker, Die grossen Volkskrankheiten des Mittelalters, herausgegeben von A. Hirsch, Berlin 1865.

Während unsere 1. Gruppe die Übertragung einer Geisteskrankheit von einem Geisteskranken auf einen geistig Gesunden zusammenfasst und die 2. Gruppe die Auslösung einer ähnlichen Geisteskrankheit bei einem dazu schon prädisponierten, bisher aber noch nicht als geisteskrank geltenden Individuum durch den Einfluss eines Geisteskranken, handelt es sich in der 3. Gruppe um den Fall, dass ein bereits geisteskranker Mensch von einem zweiten Patienten gewisse Züge des Leidens übernimmt und somit seiner Psychose fremde psychopathologische Züge einpflanzt. Diese Gruppe der psychopathologischen Einpflanzung oder Umformung, wie wir sie nennen können, wurde von französischer Seite als Folie transformée bezeichnet.

Kräpelin*) weist darauf hin, dass in der Irrenanstalt oft genug unselbständigere Kranke durch die Äusserungen ihrer Genossen beeinflusst werden. In der Literatur sind derartige Fälle, offenbar wegen ihrer nicht weitreichenden praktischen Bedeutung im ganzen selten angeführt, auch pflegt man in Krankengeschichten gewöhnlich nicht viel davon zu lesen, schon weil eben jede einzelne Krankengeschichte sich vorzugsweise der Zustandsschilderung des betr. Patienten widmet und auf dessen Beziehungen zu seinen Mitkranken keinen besonderen Wert legt. All das schliesst aber nicht aus, dass die Erscheinung doch öfter vorkommt, als man für gewöhnlich annimmt. Roller (Lindenhaus) hatte sogar die Echolalie in diesem Sinne verwenden wollen; **) aber selbst wenn wir die Grenze der Einpflanzung auf psychopathologischem Wege nicht so weit ziehen, lässt sich doch eine Reihe einwandfreier Beobachtungen aus der Literatur feststellen.

Finkelnstein***) bespricht „2 Fälle von sogenannter folie par transformation“ und versteht darunter vor allem das Übertragen der Wahnideen von einem Geisteskranken auf den andern. Die Definition ist hier zu eng gefasst, insoferne es sich bloss um Wahnideen handeln soll, ja Finkelnstein

---

*) Psychiatrie, 7. Aufl. 1903, I. Bd. S. 95.

**) Über induziertes Irresein und über einzelne induzierte und ähnliche Erscheinungen bei Geisteskranken. Allg. Zeitschr. Bd. L, 1894, S. 722.

***) Jahrbücher für Psychiatrie und Neurologie XVI. S. 390.

macht selbst darauf aufmerksam, dass in seinen Fällen die psychische Infektion sich zuerst „auf motorischem Gebiete", Nachahmung der Gesten und des ganzen äusseren Gebahrens, und später erst in der Übernahme der Wahnideen und der Halluzinationen geäussert habe.

Die Bezeichnung der folie transformée ist nicht besonders glücklich, da es sich nicht gerade um eine Umwandlung des ursprünglichen Bildes bei dem sekundären handeln muss, sondern einfach diesem Bilde ein neuer Zug beigefügt werden kann, während die übrigen Züge bestehen bleiben.

Besonders instruktiv ist die Beobachtung von E. Meyer*): Ein Privatier, der nach einem Schlaganfall gehobene Stimmung, Abends Grössenideen und dabei aufgehobene Orientierung über Ort und Zeit, sowie gelegentlich etwas Erinnerungsfälschung zeigte, lag mit einem typisch entwickelten Fall von Korsakow'scher Psychose zusammen, nahm von diesem einige lebhaft geäusserte Vorstellungsreihen mit geringfügiger Adaptierung für die eigene Person auf und begann seitdem in einer ganz ähnlichen Weise, wie der andere Patient, lebhaft zu konfabulieren.

Näcke sah in der Anstalt, dass ein Paralytiker oberflächliche Grössenideen eines andern Kranken aufnahm. Öfter kommt es vor, wie er betont, dass Bewegungsinfektion durch reine Nachahmung bei Schwachsinnigen und Katatonikern beobachtet wird; bei Imbezillen beobachtete er seltener Echolalie und Echokinesie.

Morel beobachtete, wie eine Kranke mit Zweifelsucht in der Rekonvaleszenz die Verfolgungswahnideen einer bei ihr wohnenden Paranoischen aufnahm und sie auch lange Zeit nach der Trennung noch festhielt.

Bemerkenswert ist noch „ein Beitrag zur gegenseitigen Beeinflussung der Geisteskranken (Fall von „musikalischer Infektion)" von Näcke**). Ein von Geburt an schwachsinniger und hereditär belasteter Mensch, der schon 11jährig Krämpfe hatte, die sich oft wiederholten, kam mit 14 Jahren in die

*) Beiträge zur Lehre vom induzierten Irresein. Allg. Zeitschr. f. Psychiatrie LV, 1898.

**) Neurologisches Centralblatt 1901, XX, S. 648.

Anstalt, wo er ein wechselndes Verhalten zeigte. Manchmal war er gewalttätig, dann wieder wochenlang starr, nachher redete er wieder ganz schwatzhaft, machte rhythmische Bewegungen usw. Dabei pfiff er immer eine und dieselbe Melodie. Ein anderer Kranker jedoch, auch imbezill, dazu schwerhörig nach Masern, der gar nicht mehr sprach, unreinlich, sexuell erregt, kopierte nun genau dieselbe Melodie, die er von dem anderen Kranken immerzu gehört hatte, nur dass der letztere etwas mehr Variationen hineinbrachte.

Schliesslich sei noch eine interessante Beobachtung von Kalmus*) in der oben bereits zitierten Arbeit erwähnt: Eine paranoische Patientin, die draussen schon ihren Mann und andeutungsweise auch ihren Sohn induziert hatte, übertrug innerhalb der Anstalt unter den Augen der Ärzte ihr Wahnsystem vorübergehend auf andere Kranke. —

Wie haben wir nun jene Fälle aufzufassen, in denen im Anschluss an das Auftreten eines Geisteskranken andere, bisher psychisch ganz intakte Personen Züge annehmen, die nicht mehr als normal, sondern als psychopathologisch anzusehen sind, wenn es sich auch nicht um eine Geisteskrankheit im klinischen Sinne handelt? Hierher gehören die viel zitierten Fälle, dass ein Querulant gewöhnlich in seiner Umgebung, in der Familie, in der Ortschaft Anhänger findet, weiterhin die Fälle pathologischer Sektenstifter und auch schliesslich in unsern beiden Beispielen psychischer Epidemien das Verhältnis der ursprünglich auftretenden psychisch abnormen Person K. Eitel bezw. Frau Hein zu ihrer Umgebung und zu weiteren Volkskreisen.

Krankheit im klinischen Sinne liegt bei den affizierten Personen nicht vor, die 3 bereits geschilderten Gruppen von Übertragungsarten können nicht in Frage kommen, weder eine Ansteckung oder Übertragung, noch eine Auslösung vorhandener Disposition, noch gar eine Umformung, und doch handelt es sich um eine Beeinflussung unter psychopathologischen Verhältnissen.

Die Frage lässt sich nicht besprechen, ohne erst die viel

*) Arch. f. Psychiatrie XXXV, S. 203.

fundamentalere zu berühren: Wie kommt überhaupt auch unter normalen Umständen eine psychische Übertragung auf eine Mehrheit von Personen zu stande? Nebenher sei bemerkt, dass dabei der psychophysische Parallelismus selbstverständlich als Grundlage angesehen wird, so dass natürlich nicht an eine direkte psychische Beeinflussung der Bewusstseinsvorgänge eines Individuums durch die eines andern gedacht wird, sondern die Sache liegt eben so, dass in dem Individuum A sich bestimmte Bewusstseinsvorgänge abspielen, denen entsprechende Hirnrindenveränderungen parallel laufen, worauf sich Ausdrucksbewegungen irgend welcher Art anschliessen; diese Ausdrucksbewegungen bilden einen Reiz für die Sinnesapparate des Individuums B, in dem sich daraufhin Hirnrindenveränderungen einstellen, denen wieder gewisse Bewusstseinsvorgänge parallel gehen.

Bei einem Individuum auf primitiver Bildungsstufe findet sich das Schema eines einfachen seelischen Vorganges in seiner Zusammensetzung aus Wahrnehmung äusserer Reize und daran sich sogleich anschliessender Reaktionsbewegungen viel reiner als bei dem Gebildeten, bei dem sich zwischen das Bewusstwerden und die motorische Reaktion eine Fülle von Assoziationen einschiebt, von denen vielfach ein hemmender Einfluss auf die Reaktion ausgeübt wird, so dass diese oft genug unterbleibt. Einer der lebhaftesten Reize, der die Auslösung einer bestimmten motorischen Reaktion zur Folge hat, ist nun die Wahrnehmung einer ebensolchen Bewegung, das die Nachahmung herausfordernde Beispiel.

In komplizierteren Fällen handelt es sich nicht um eine einfache Reaktionsbewegung, sondern um eine Kette von Handlungen, die unter der Herrschaft einer richtunggebenden Vorstellung stehen. Hier verhält es sich nicht einfach so, dass in dem Individuum eine blosse Vorstellung dessen, was geschehen soll, erweckt wird, sondern dass die Vorstellung mit einem Gefühlswert verbunden ist, der sie aktiviert. Wir können nicht ohne weiteres Friedmann*) beistimmen, wenn er sagt, die Vorstellung an und für sich ist eine starke psychische

*) Wahnideen im Völkerleben, Wiesbaden 1904, S. 221.

Kraft oder Macht, sie drängt, ohne dass irgend eine Reflexion beteiligt zu sein braucht, sowohl zu überzeugenden Assoziationen und Ideen als zu impulsiven Handlungen. Nicht jede X-beliebige Vorstellung kann diese Wirkung haben, sondern es muss mit ihr irgend ein lebhafterer Gefühlsvorgang, ein Affekt erweckt werden. Habe ich bei Nacht die Wahrnehmungsvorstellung eines Lichtscheines im Zimmer, der von einer Strassenlaterne herrührt, so lässt mich das gleichgiltig; handelt es sich um den Lichtschein von einer benachbarten Feuersbrunst her, so ist damit der Affekt der Angst sofort ausgelöst und es erfolgt eine lebhafte Reaktion. Hätte das Kind K. Eitel den Einwohnern von Trennfeld lediglich erzählt, es habe für kurze Zeit eine weisse Frau gesehen, die auf besondere Verehrung Anspruch erhoben hätte, so wäre das ziemlich affektlos verklungen; aber die Vorstellung der Trennfelder, dass die Muttergottes mit ihrer Gewalt über Seligkeit und Verdammnis der Menschen nächst der Ortschaft sichtbar gewesen sei, liess Hoffnung und Angst auflodern und löste die lebhafte Reaktion aus, die Wallfahrten, die Stiftungen und den Widerstand gegen die Behörden.

Nur in diesem Sinne muss man sich die zunächst wenig verständliche, aber in letzter Linie nicht nur auf pathologischem Gebiete gültige These von Schönfeldt zurechtlegen, dass das psychologische Phänomen der Implantation einer Geistesstörung auf Nachahmung aus egoistischem Antrieb beruhe.

Die durch Gefühlswert aktivierte Vorstellung ist das Wesen der Suggestion. Nun kommt noch hinzu die Eigenart der psychischen Massenwirkung, die ja von vielen Seiten betont wird. Die Übertragung einer Vorstellung auf eine Masse von Menschen hat eine ganz andere Wirkung als die auf eine Anzahl von einzelnen Individuen, denen Mann für Mann eine solche Vorstellung erweckt wird. Vor allem die durch Assoziationen aller Art bei der Einzelübertragung zur Geltung kommenden Hemmungen, die Bedenken, die Kritik, all das spielt eine viel geringere Rolle, wenn es sich um eine Masse von Individuen handelt, der gleichzeitig eine Vorstellung implantiert wird. Hier ist der Weg von der Wahrnehmung zur motorischen Reaktion viel kürzer, ungehemmter, weil eben die Macht des Beispiels, die Nachahmung, von vornherein die motorische Disposition erhöht und die Hemmung-bildenden Assoziationen abschwächt.

Aschaffenburg*) hat die Bedeutung der Masse in kritischer Hinsicht erörtert. Vorher war schon von Ferri**) und besonders Sighele***) darauf hingewiesen worden. Bekanntlich kommt auch Bismarck†) in seinen „Gedanken und Erinnerungen" bei der Gelegenheit der Erwähnung kollegialer Beschlüsse auf derartige Fragen zu sprechen. Nur ist es zu einseitig, wenn Sighele, dem sich auch die übrigen Autoren anschliessen, geradezu im Sinne des alten Spruchs „senatores boni viri, senatus bestia" die Redensart gebraucht, die Masse gleiche einem Nährboden, auf dem sich der Mikrobe des Bösen leichter entwickelt als der des Guten.

Bei dieser Gelegenheit zu berücksichtigen sind auch die Resultate von gründlichen Untersuchungen aus dem Bereich der experimentellen Pädagogik, die August Mayer††) auf breitester Basis des Versuchs angestellt hat. Bei zahlreichen Schülern wandte er Experimentierarbeiten (Diktat, mündliches Rechnen, Ebbinghaus'sches Kombinieren, Silbenlernen und schriftliches Rechnen) in der Weise an, dass zunächst die Schüler einzeln, jeder für sich an einem besonderen Tag, die Aufgaben zu erledigen hatten, dann aber auch die ganze Schülergruppe gemeinschaftlich zu der gleichen Zeit. Als das wichtigste Resultat dieser ausgedehnten, sorgfältigst durchgeführten Experimente ergab sich: Die Massenarbeit ist der Leistung unter normalen Bedingungen förderlicher als die Abgeschlossenheit.

Tatsächlich besteht auf psychologischem Gebiete der Satz, dass die Vereinigung von Individuen niemals dasselbe Ergebnis liefert, wie die Summe der Tätigkeit jedes Einzelnen. Eine Vielheit von Einzelindividuen steht eben in geistiger Wechsel-

*) Das Verbrechen und seine Bekämpfung. Heidelberg 1903, S. 98.

**) Das Verbrechen als soziale Erscheinuug. Übersetzt von Kurella, Leipzig 1896.

***) Psychologie des Auflaufes und der Massenverbrechen. Übersetzt von Kurella, Dresden-Leipzig 1897.

†) I. 278, II. 271.

††) Über Einzel- und Gesamtleistung des Schulkinds, im Archiv für die gesamte Psychologie II, S. 276.

wirkung. Sehen wir doch schon in der Psychologie des Individuums, dass hier eine Mehrheit von Eindrücken nie die blosse Summe der Einzeleindrücke ausmacht, sondern dass dabei etwas Neues, nach Wundt's Bezeichnung eine schöpferische Synthese eintritt.

Die Volksseele darf keineswegs als die restlose Summe der Einzelseelen aufgefasst werden. Das ist ein ganz allgemeines Gesetz, das weit über die Fassung von Sighele hinausreicht. Wir sehen vielmehr, dass, wie Wundt sagt, auf diesem Wege sich jene Geisteserzeugnisse von allgemein gültigem Werte bilden, die durch die naturgesetzliche Art ihrer Entstehung dem wechselvollen, unberechenbaren Spiel individueller, persönlicher Eingriffe entzogen sind. Das reiche Gebiet der Soziologie, das zunächst Herbert Spencer der wissenschaftlichen Aufmerksamkeit näher gebracht hat, empfängt sein Material in Gestalt jener allgemein gültigen Geisteserzeugnisse. Die edelsten Güter der Volksseele, Sprache, Sitte, Recht, Kultur, auch Mythus und Kunst sind der Ausfluss dieses allgemeinen Gesetzes, dass das geistige Zusammenwirken einer Vielheit von Individuen Neues schaffe, dessen Hervorbringung dem einzelnen Individuum versagt ist*).

Diesem allgemeinen Gesetz gegenüber ist zunächst die Frage nach einer guten oder schlechten Bedeutung gar nicht am Platze.

Freilich treten neben jenen bedeutsamen Wirkungen auch Erscheinungen auf, die als sozial-pathologische Züge aufgefasst werden können. Die Bedeutung dieser letzteren Erscheinungen für die Gesamtentwicklung der Menschheit ist jedoch immer eine relativ geringe. Alle jene kulturell so auffallenden Vorgänge wie die Kinderkreuzzüge, die Geisslerfahrten, die Hexenprozesse haben das Fortschreiten der Kultur doch ebensowenig aufzuhalten vermocht wie etwa die psychologisch als abnorm zu bezeichnenden Bewusstseinserscheinungen des Traumes die

---

*) Wundt's System der Philosophie, Kapitel über die „Idee der geistigen Gesamtheit". Völkerpsychologie, 1. Band, II. Aufl. Leipzig 1904, Einleitung Kapitel II: Volksgeist und Volksseele.

Grundriss der Psychologie, IV: Die psychischen Entwicklungen.

V: Die psychische Causalität und ihre Gesetze.

geistige Weiterentwicklung eines normalen Individuums. Deshalb braucht es auch nicht zu beunruhigen, wenn heutzutage Spiritismus, Gebetsheilung oder vereinzelte psychische Epidemien, die auf dem Glauben an Wundererscheinungen oder dämonischer Besessenheit beruhen, hier und da wieder auftauchen. Bekämpfen freilich sollen wir sie, ihre Reduktion wäre immerhin erfreulich, so gut wie ein Individuum seinen Geist um so frischer erhält, je weniger dessen Erholung, der Schlaf, durch die wertlose Produktion von Träumen gestört wird. Zur Bekämpfung jener Erscheinungen gehört ihre genaue Kenntnis, vor allem die Analyse der psychischen Vorgänge dabei.

Bei unseren beiden psychischen Epidemien haben wir zu beachten zunächst das in Bereitschaft liegende Material der Vorstellungen über die Möglichkeit von Wundererscheinungen oder der Wirksamkeit des Teufels, wodurch bei dem Auftauchen dieser auf irgend welche kulturelle Vorkommnisse bezogenen Vorstellungen sofort lebhafte Affekte der Hoffnung oder Furcht miterweckt werden. Während nun dem einzelnen Menschen in ruhiger Überlegung alle seine irrtümlichen und anderen, gesicherten Erfahrungen widersprechenden Ansichten auszureden sind durch Erweckung von hemmenden Gegenvorstellungen, spielen bei der Masse diese kritischen Bedenken und Hemmungen eine geringere Rolle, das Beispiel hingegen ist mächtiger und es kommt zu Handlungen, die der einzelne unter normalen Verhältnissen nie begehen würde. Die Art der Beteiligung ist verschieden, je nach dem Grad der Empfänglichkeit, der psychopathischen Disposition.

So waren in Trennfeld die Frauen disponierter und gläubiger als die Männer; noch empfänglicher waren offenbar jene Personen, die Nachts ein Licht an der Wunderstelle zu sehen oder durch Essen von der Erde jenes Platzes geheilt zu sein glaubten. Einen noch höheren Grad von Beeinflussbarkeit zeigten die 7 Familien, die auf Jahre hinaus Betstunden mit der Eitel und Jessberger abhielten, während letzterer selbst derart psychopathisch veranlagt war, dass der Umgang mit dem Wunderkind und die unausgesetzte, eifrige Beschäftigung mit der Angelegenheit den Ausbruch einer schweren Psychose mit entsprechender Vorstellungsrichtung beförderte.

Hat nun bei der geistigen Übertragung der Umstand, dass sie von einem Geisteskranken ausgeht, eine besondere Bedeutung? Ist anzunehmen, dass etwa sektiererische Ideen, die von einem Paranoiker gepredigt werden, eher auf Anklang und Nachahmung rechnen können als Reformideen, die ein geistig Gesunder vertritt?

Die Frage ist zweifellos zu bejahen. Das liegt einmal in dem Auftreten des Geisteskranken selbst begründet, der durch keinerlei kritische Bedenken gehemmt ist und mit jener pathologischen Energie seinen Standpunkt vertritt, die keine Rücksicht und Schranken kennt. Vor allem aber auch hat an dieser eigenartigen Wirkung die Art und Weise Anteil, wie der geistig gesunde, aber ungebildete Mensch den geistig Abnormen zu betrachten pflegt. Das Unerklärliche, Rätselhafte, Abweichende macht auf jenen vielfach einen lächerlichen, oft aber auch einen faszinierenden, unheimlichen Eindruck, der zunächst auf der Neugier, der Sucht nach etwas Besonderem, Ausseralltäglichem beruht, dann aber auch leicht lebhaftere Affekte, vor allem die Furcht zu erwecken vermag. Einem derart unbegreiflichen Faktor gegenüber, wie ihn für den Laien das Eingreifen eines Geisteskranken darstellt, versagt auch die dem betr. Gesunden sonst eigene Logik, er ist ratlos und irgend welchen Einflüssen um so leichter zugänglich. Am nächsten betroffen sind von dieser Wirkung die Alters- und Umgangsgenossen, besonders die eigene Familie. Bei einer der Schulepidemieen kam die Mutter eines erkrankten hysterischen Mädchens auf die absurde Idee, es könnte wohl der frische Anstrich, den die Schulbänke vor einiger Zeit bekommen haben, Schuld an der eigenartigen Erkrankung sein; ähnliche abenteuerliche, geradezu schwachsinnige Erklärungs- und Deutungsversuche können wir ja oft genug von den Angehörigen unserer Patienten hören, von einer Urteilslosigkeit, die auch die Ungebildeten bei ruhiger Betrachtung nicht aufweisen würden.

Jeder Geisteskranke, bei dem in einseitiger, intensiver Weise Ideen oder Affekte zum Ausdruck kommen, kann für seine Umgebung den Herd einer psychischen Beeinflussung bilden. Der Umstand, dass Epidemieen grösseren Umfangs wahrscheinlich doch in früheren Zeiten im ganzen häufiger waren als heutzutage, mag in der genaueren ärztlichen Erkennung des Irreseins und in der verbreiteteren Internierung begründet sein.

Beeinflussung der intensivsten Art, im Sinne der oben unter 1) geschilderten Form der psychischen Übertragung, wobei durch den Einfluss eines Geisteskranken eine zweite in der Umgebung lebende Person, die keineswegs in gleicher Weise wie die primäre belastet ist, ebenfalls unter ähnlichen Symptomen geistig erkrankt, ohne dass man zu sagen berechtigt ist, diese zweite Person wäre wohl auch für sich allein geisteskrank geworden, dieser Fall gehört entschieden zu den Seltenheiten, kommt aber immerhin doch, wie unsere Beispiele zeigten, bei paranoiden und depressiven Formen geistiger Störung vor. Am ehesten ist diese stärkste Übertragung denkbar bei eng zusammenlebenden Personen, vor allem Ehepaaren.

Die 2. Gruppe, die oben als auslösende psychische Beeinflussung bezeichnet ist, findet sich entschieden häufiger. Vor allem die Fälle ähnlicher und zeitlich nahe stehender Erkrankungen von Geschwistern gehören hierher, dann auch die Schul- und Klosterepidemieen auf hysterischer Basis und Anderes. Es handelt sich um disponierte Individuen, die unter dem Einfluss des primär Erkrankten alsbald ähnliche Störungen aufweisen wie jener. Bei Geschwistern, vor allem Zwillingen, kann freilich auch eine Erkrankung unter demselben Bild vorkommen, ohne dass ein direkter Einfluss waltete. Unser Jessberger könnte in diese zweite Gruppe gerechnet werden, während der Fall Reiher nichts mit psychischer Übertragung zu tun hat, sondern hier lediglich die Erkrankung der Frau Hein und die damit verbundenen Dorfgerüchte die Rolle einer auslösenden Ursache psychischer Art bei der Patientin Reiher gespielt haben.

Die 3. Gruppe spielt eine praktisch geringe Rolle, Einpflanzung psychopathischer Züge von einem Geisteskranken in die Krankheitsäusserungen eines zweiten Patienten.

Viel bedeutsamer ist die 4. Gruppe: der von einem Geisteskranken ausgehende psychopathologische Einfluss auf geistig Gesunde, ohne dass diese in ihrer Abweichung vom normalen Verhalten direkt bis zu einer

Psychose im klinischen Sinne getrieben würden. Der Grad der Abweichung variiert nach der Stärke des Einflusses und nach der Empfänglichkeit.

Wohl bei jeder Epidemie im Sinne der Gruppe 4 finden sich zahlreiche Personen, die nicht direkt erkranken, aber doch einzelne Züge annehmen, von denen sie unter ruhigen Umständen durchaus verschont geblieben wären.

Hartnäckige Vertretung von oft recht schwachsinnigen Ideen, grundlose Affekte, gesetzwidrige Handlungen kommen zunächst in Betracht. Zweifellos aber treten in gleicher Weise auch Sinnestäuschungen, Trugwahrnehmungen bei Gesunden auf, sowohl vereinzelt wie in dem Trennfelder Fall, wo Jemand nachts einen Lichtschein an der Wunderstelle gesehen haben will, als auch bei einer Mehrzahl von Personen. Zur Orientierung über diese von den Psychiatern meist zu wenig berücksichtigten Erscheinungen der Wachhalluzination, sowie der Kollektivsinnestäuschung sei auf die Schriften von Lazarus*), Lehmann**) und Parish***) verwiesen.

Ein genaueres Eingehen hierauf würde uns zu sehr ins Weite führen, wie denn aus demselben Grunde auch die Frage der Massensuggestion wohl berührt, aber auf die Probleme der Suggestion an sich nur mit wenigen Worten und auf die hypnotische Suggestion gar nicht eingegangen worden ist.

Unsere Ausführungen sollten nur an der Hand anschaulicher Beispiele die Frage behandeln, wie von Seiten eines geistig abnormen Individuums Einflüsse in psychopathologischem Sinne auf andere Individuen ausgehen. Geisteskranke wirken auf Geisteskranke wohl nicht selten ein, doch nur in wenig eingreifender Weise (Gruppe 3). Geisteskranke wirken auf geistig völlig Gesunde ausserordentlich selten in dem Grade ein, dass die beeinflusste, bis dahin psychisch intakte Persönlichkeit das der primären Krankheit entsprechende Bild einer geistigen Erkrankung zeigt (Gruppe 1).

Häufiger hingegen findet sich das Auftreten eines verwandten

---

*) Zur Lehre von den Sinnestäuschungen, Zeitschrift f. Völkerpsychologie und Sprachwissenschaft V, 1867.

**) Aberglaube und Zauberei, Deutsche Ausgabe, Stuttgart 1898.

***) Über Trugwahrnehmung (Halluzination und Illusion). Leipzig 1894.

Bildes bei einem bis dahin geistig gesunden, aber belasteten und prädisponierten Individuum infolge des Umgangs mit einem Geisteskranken (Gruppe 3). Ausserdem kann eine geistige Erkrankung als auslösender Anlass der Psychose einer andern Person wirken, ohne dass das Bild der 2. Psychose Beziehungen zu dem der ersten zeigt.

Aber auch rüstige Personen können durch Geisteskranke wenigstens in dem Sinne beeinflusst werden, dass sie einzelne psychopathische Züge annehmen, wahnartig eingekleidete Vorstellungen, einseitig vorherrschende Affekte, selbst Sinnestäuschungen, weiterhin auch eine Handlungsweise in dem Sinne des primär Erkrankten (Gruppe 4).

Gerade in der 4. Gruppe der psychopathischen Beeinflussung liegt die soziale Gefahr einer psychischen Epidemie. Hier vorzubeugen vermag in erster Linie die aufklärende Arbeit des Irrenarztes über das Wesen des Irrsinns, weiterhin die Hebung der Bildung und des Urteils grosser Volksmengen, schliesslich im einzelnen Falle das geschickte Verhalten und Eingreifen der behördlichen Organe, kein blindes Dreinhauen auf die erregte Menge, das nur zur Opposition reizen könnte, sondern ein geschicktes Eliminieren der primär erkrankten Persönlichkeit, ebenso Fürsorge für die an einer ausgelösten Psychose Erkrankten und darauf Belehrung der nur psychopathisch beeinflussten, aber nicht im klinischen Sinne erkrankten Volksmenge.

Dass es noch viel in dieser Richtung zu tun gibt, haben die angeführten Beispiele gezeigt. Jeder bescheidene Versuch, die Art der psychischen Beeinflussung zu analysieren, stellt sich somit dar als ein Beitrag zur Verhütung künftiger Gefahren durch psychische Epidemieen.

---

Herrn Prof. Dr. Rieger sage ich für die freundliche Überlassung der eingangs dargestellten 2 Krankengeschichten besten Dank.

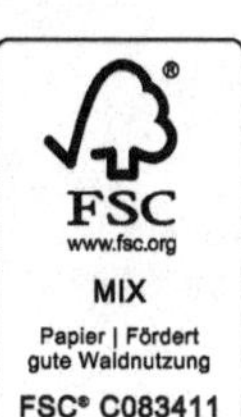


Zeitfracht Medien GmbH
Ferdinand-Jühlke-Straße 7
99095 Erfurt, Deutschland
produktsicherheit@kolibri360.de